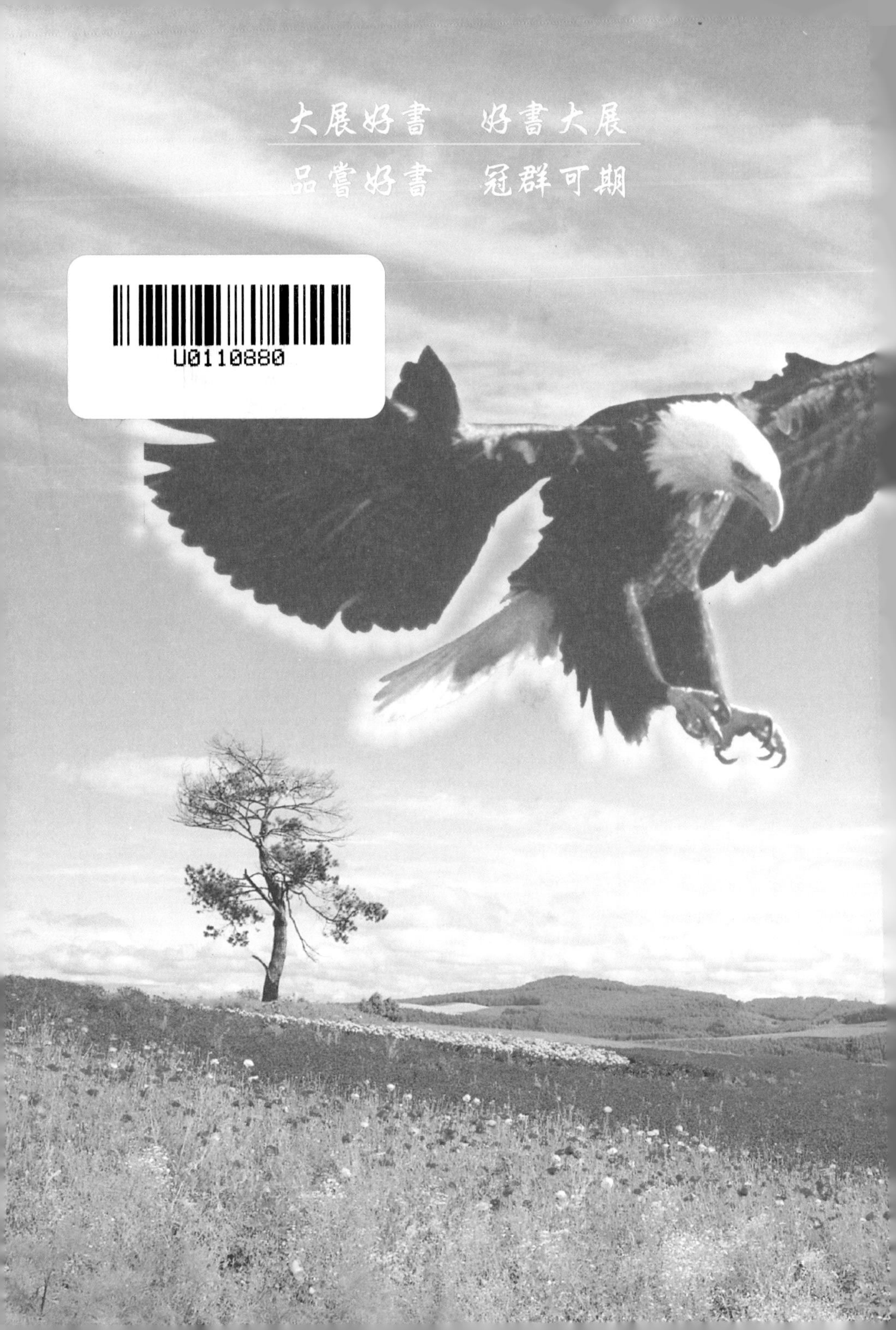
大展好書 好書大展
品嘗好書 冠群可期

傳統民俗療法 14

神奇新穴療法

吳德華／編著

品冠文化出版社

目錄

第二章　解除心病

第三章　消除苦不堪言的煩惱

第四章　永遠美麗又健康

序章　與眾不同的「新穴」療法

西洋醫學是有界限的

「新穴」（奇穴）簡單地說，就是經由最新的中國醫學所發現的穴道。又稱經外奇穴，是指既有一定的名稱，又有明確的位置，但尚未列入十四經系統的腧穴。這類新穴治療法具有特殊的治療作用，中國國家標準GB一二三四六－一九九〇《經穴部位》中收錄了四十八個奇穴，能迅速又有效的治癒各種的疾病。

一談到醫院或診所，大家的腦海中總會浮現出暗淡又陰鬱的景象。今日，西洋醫學的進步十分神速，使用電腦或雷射等的醫療技術，更是一日千里。但是，無病痛的顧慮，每天過著健康生活的人，卻愈來愈少。不但如此，罹患西醫無法治癒的疾病而陷入苦惱的人，也急遽的增加。

最近日本厚生省的國民健康調查顯示，每八個人中就有一個人正因患有某種疾病而苦惱不已。

這些疾病可分類如下：

⑴高血壓、腦充血、心臟病等循環器系統的疾病

(2)胃、十二指腸等消化器系統的疾病

(3)支氣管、肺臟等呼吸器系統的疾病

(4)腰痛、肩膀僵硬、風濕症等筋骨系統和結合組織的疾病

這些資料是取自已患病者，未包含平常會感覺懶散或容易疲倦的半健康人。對於神經系統、婦產科、眼科的疾病等，都沒有列入發表中。

若再加上這些種種的疾病，則包含即將生病或覺得身體狀況不佳的人，每十人中就有六～七人，的確已經陷入不健康的狀態。

在此有一點很值得我們注意的是，難以治癒的慢性病、成人病、難治之症等，的確使成千上萬的人陷於痛不欲生的苦惱中。患者每年至少有十萬人以上因西醫治不好而經常換醫院。

何以呈飛躍性進步的西洋醫學，無法完全的治癒這些疾病呢？其原因雖然很多，但根據從事中國醫學研究的觀點來看，主要的原因在於醫療內容過於細分化和專門化。

中國醫學認為，疾病乃人體的均衡崩潰而產生的一種現象。所以，除疾病本身外，也要對患者的整個身體狀況作總合性的觀察。

相對的，西洋醫學又是如何呢？例如，糖尿病屬於內科，心理疾病屬於精神科或神經科，腰痛則屬於整形外科。在綜合醫院作各項檢查時，必須一科又一科的來回作檢查，相信很多人都有過這種經驗吧！

同時，西醫以對症療法為主流，以抑制該症狀的投藥或開刀手術來進行治療。因此，為藥物的副作用所苦，停止服藥時症狀又復發的例子屢見不鮮。

中國醫學四千年的智慧

的確，過去以針灸的穴道療法為中心的中國醫學，曾對慢性病等發揮過極大的效果。那可說是對疾病和人體的獨特想法所產生的智慧結晶。

在中國醫學的基礎理論中，有所謂的「臟腑經絡論」。這種想法是，認為在人體的表層有一種名為經絡的循環系統，而其中有生命的根源性能量——氣、血在流動著。

經絡共有十二條（稱為正經），各經絡分別與六臟、六腑（後述）連接，輸送營養給臟腑。

此外，體內還有八條和臟腑沒有直接關係的經絡（稱為奇經），不斷地與十二條正經調節。

當身體的均衡狀況崩潰，經絡發生某種不便時，氣、血的循環就會不順。這時候，在經絡上的某處就會亮起紅燈。該處就是穴道。

例如，內臟或肌肉、神經等部位產生疾病時，就會引發疼痛、麻木、僵硬、寒冷、發燒、流汗、黑斑、雀斑、濕疹等症狀。所以，身體的內部和表面確實是有密不可分的關係。

使用針灸或指壓時，對與疼痛等的症狀沒有直接關係的部位加以治療的情形較多。

例如，牙齒痛時應治療手上的合谷穴。

胃腸不好時，就要刺激脛部的三里穴。

像這樣，穴道和患部是處於分離位置的情形較多，因此，患者經常會以懷疑的口吻問道：「為什麼要治療這個無關緊要的部位呢？」而這也正是中國醫學的奇妙之處。

抓住生命機能的「五臟六腑」思想

自古以來就有「酒會滲透到五臟六腑」的說法。其實，正確的說法應該是六臟六腑，但這並非指解剖學上實在的臟器。只要把它想像為支撐人的生命體的「機能」即可。

就像大自然有晝夜之分一樣，所有的現象也有陰陽之分。而大自然是由植物、熱、土、礦物、液體等五種物質（木、火、土、金、水）構成，人也是由這五種元素組成的——這是中國醫學的基本想法。

五臟是指肝臟、心臟、脾臟、肺臟、腎臟，各和木、火、土、金、水相對應。

但是，人的生命除靠五臟維持外，還需要腑（與陰相對應的陽）的幫助。臟和腑相輔相助以維持生命。

與肝臟相對者為膽臟，與心臟相對者為小腸，與脾臟相對者為胃腑，與肺臟相對者為大腸，與腎臟相對者為膀胱，臟和腑是各成一體的。

除這五臟五腑之外，另一個組合就是六臟六腑。

這第六個臟就是心包。心臟在人體內主宰著一定的血液循環，也是人體中最重要的臟器。基於「應該有牢牢的包住它並保護它的臟器存在」這種思想，才定出心包這種臟器。

與心包相對者為三焦。所謂的三焦是指三個熱源的意思。人能夠不受外界溫度變化的影響，始終保持一定的體溫，乃是因為有能夠製造熱的根源，因此，就稱之為三焦。

所以，中國醫學與西洋醫學，其根據的思想基礎完全不同。中國醫學將人視為一個小自然，對自然環境和人、臟器的有機性作用、穴道和經絡等的狀況，不斷地作綜合性的診斷來抓住疾病。

最具速效性又最簡便

過去的穴道（舊穴）所產生的效果較緩慢，接受治療的時間也較長，經濟上的負擔也就加大。

舊穴要刺激的穴道數量很多，非常麻煩。例如，高血壓的指壓療法，必須刺激頭項的百會、天柱；背部的厥俞；腰部的腎俞；腹部的中脘、大巨；手的合谷、足三里等，需要刺激的穴道實在太多了。而患者們除依靠專家之外，實在別無他法。

在一九七〇年，有一「靠針灸麻醉成功而施行外科手術」的例子。將中醫學上的經絡理論配合西洋醫學生化學上的理論，想發現的新穴，不僅可以提高生物體的自癒力，同時和患部也有很密切的關係，它擁有切斷病源的速效性。其特徵經整理如下：

(1)刺激少數的穴道即可收到極大的效果。

(2)能適應各種慢性病和難治之症的治療。

(3)穴道很容易發現。

(4)對任何疾病的治療效果都很大。

(5)在家中也可以簡單實行。

新穴（奇穴）對任何疾病都有效的理由是，它不須經動物實驗即可直接對人體施行。而且，不必拘泥於數千年之久的臨床病例所持的古老經絡理論，能夠從更有效、更快速、更安全的反覆實驗結果中得到實證。

人人都能知道的奇穴刺激法

本書所提出的新穴（奇穴），是經由中醫在十年間對約二十萬人所作的治療經驗中，嚴格選出的最具顯著效果的穴道。

進行穴道療法時，稍微偏離指定的位置也無妨。

例如，對治療胃病和嘔吐有效的胃熱穴是，位於距離第四胸椎棘突起〇・五吋的地方。但是，如果用手指或牙籤刺激其附近時有強烈的反應，你就可以認定那是穴道的位置。千萬不要過分神經質地去探求，否則很容易疲倦。

探求穴道的有效法是，在圖所示的穴道周圍的皮膚上，用手指觸摸看看。若其附近的皮膚有粗糙的感覺，或是皮膚表面有冰涼的感覺、略呈紅色，或有發燙、乾燥的感覺，那就是穴道的位置。

新穴（奇穴）是特別重視皮膚痛點的穴道。用手指觸摸後，將五～六根牙籤併成一束來刺激穴道的周圍，如果會感到疼痛，那就是穴道的位置。

此外，在表示穴道的位置時，所用的一寸、二寸的單位，並不是平常所謂的「

寸」，而是中國醫學特有的稱呼法。在本書，一寸表示拇指的寬度，三寸表示從食指到小指先端的長度。

穴道的刺激法是，有效的使用皮膚所擁有的三種感覺，就能提高效果。

(1)痛點：碰到東西或被刀子切到時的感覺。

(2)溫點：對溫、冷的溫度感覺。

(3)觸點：受到擠壓或觸摸時的觸壓感覺。

中國醫學的特色是，巧妙的刺激這些皮膚的感覺來調節身體的狀況。

換言之，皮膚疼痛的感覺是用針來刺激，溫度的感覺是用灸來刺激，觸點則是用按摩或指壓來刺激皮膚，以達到治病的效果。

採用綜合以上三點的活用治療法。通常都是先利用針和灸來刺激痛點和溫點，最後再實行按摩。

在此，將以痛點、溫點、觸點來介紹任何人都可以在家中進行的治療法（刺激法）。其中，針因需要專門的醫療技術，外行人應避免使用，但是，可以用牙籤來代替。

(1)痛點的治療法

如前所述，要找出穴道是相當麻煩的事。其解決的方法是，將五～六根的牙籤併成一束來使用，它也可以應用於治療法。只要是能夠刺激到穴道的附近，就可以充分期待與針相同的效果。

(2)溫點的治療法

灸治療是利用對皮膚加溫熱作用所進行的刺激法。灸並不需要太熱，只須溫溫的即可，若溫度過高，效果反而不佳。

灸大致可分為，會留下痕跡和不會留下痕跡等二種。由於人們都討厭皮膚留有疤痕，所以，不會留下痕跡的方法乃成為主流。

以前的方法是，把拇指大的幹艾放在穴道上，排成金字塔形後加以點火，等到皮膚感覺很燙時，就將幹艾去除。

近年來，則在穴道上放置它用牙籤穿五～六個孔的蒜頭或薑的薄片，再將幹艾置於其上，這樣既不會留下痕跡，也不會感到太燙，而且效果良好。

此外，只作一次灸是無效的，一般而言，每一次的灸都要灸五～六次，連續五天，休息二天，反覆數次才會有顯著的效果。

在家中使用的幹艾，可以到藥局購買已切好的。其形狀已呈圓柱狀，所以很方便。

⑶觸點的治療法（推拿療法）

推拿就是中國人自古以來所施行的按摩。「推」就是一般人所說的指壓，「拿」是捏的意思。

推拿法和針灸，均是中國人最愛用的傳統治療法。推拿的方法有很多，一般人最好是採用下列的方法。

①指按法

以拇指的指腹，在穴道作上下左右的按壓或揉。也可以使用其它的四指。原則上，每一穴道要慢慢的進行五～六秒。就次數而言，約五～十次。等到皮膚發紅，即會產生效果。

②拳按法

四種推拿的治療法

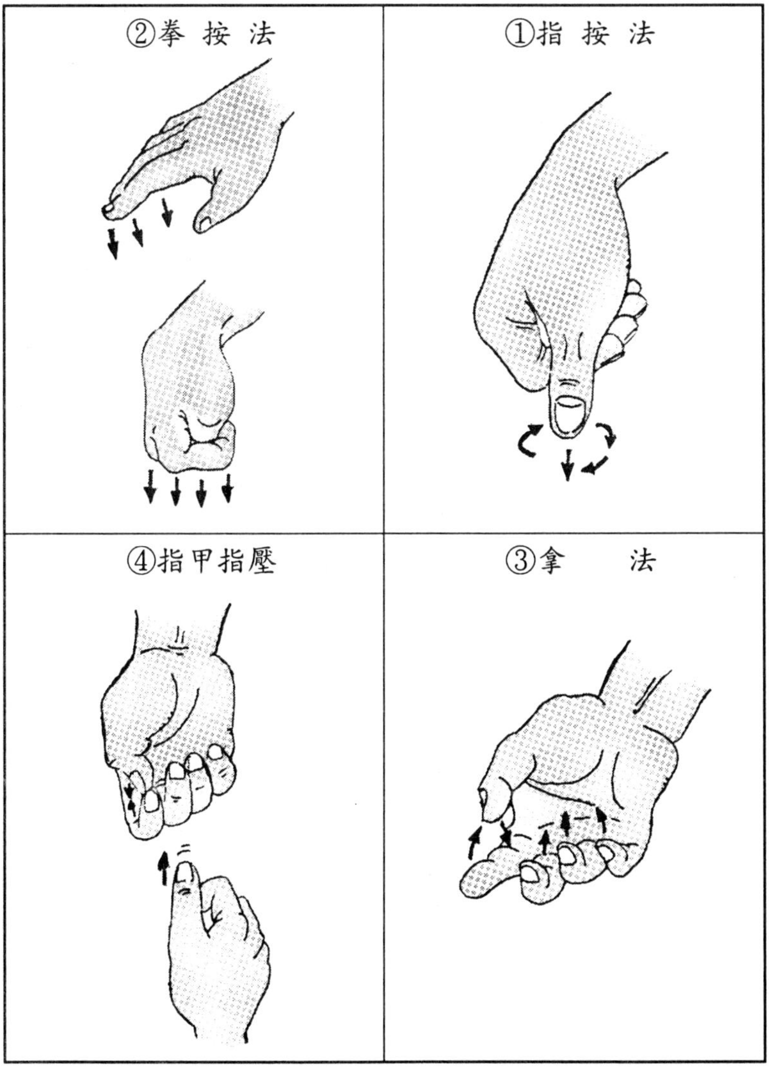

位於胸部、腹部等面積較廣的部位之穴道，最好是採用拳頭或四指、手掌來按壓。以這種方法，慢慢的用力按摩就會產生效果。

③拿法

這是以手指抓住皮膚，一邊扭轉一邊揉的方法。其目的是要使皮膚產生紅潮，具有消腫和減輕疼痛的效果。也有使局部的營養狀態良好的效果。

④指甲指壓

以拇指的指甲對穴道施加強烈的刺激。亦可配合食指捏揉皮膚加以刺激。

本書是針對到醫院仍然無法順利治癒的慢性病患者、身心容易疲倦者、感到很懶散者、內心煩悶苦惱者、想要返老還童者，而提出可以在家中自己治療的方法。希望能夠使更多的人，因利用這個新穴療法而恢復健康。

第一章　擺脫慢性病、難治之症

慢性腎炎、糖尿病性腎病——消除浮腫，使精氣甦醒的腎熱穴 腎脊穴

腎炎可分為急性型和慢性型二種。

急性腎炎是，因尿的過濾器線球體故障而引起的疾病。一般而言，感染扁頭炎之後很容易發生這種病變。

發病的過程是，扁頭炎的病毒引起抗原抗體反應，抗原抗體結合物對線球體造成不良影響而引起腎炎。這種型態的患者，以年輕人居多，所以，年輕人如果感染扁頭炎時，一定要特別注意。

其症狀以浮腫、高血壓、血尿、蛋白尿等為代表，尤其是會有嚴重的疲倦感。如果治療順利，急性腎炎大約三～六個月就可以治癒，問題較嚴重的，則是慢性腎炎。

有些慢性腎炎是從急性腎炎轉變來的，有些則不是。其特徵是，四十～五十歲這段時期較容易發病。

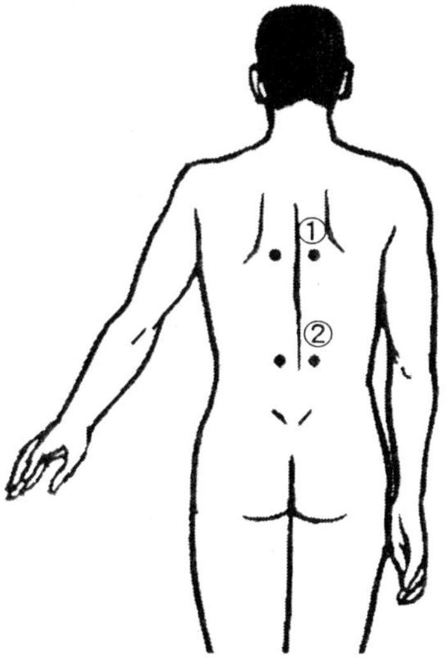

①腎熱穴

②腎　脊

用三～五個幹艾，隔日灸一次。若用牙籤把薄薑片穿五～六個孔，效果更佳。然後，每天分別施行三分鐘的指按法，加以刺激。

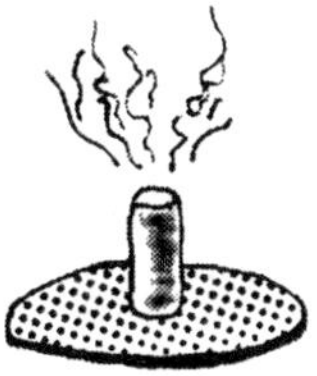

除共同的蛋白尿症狀外，慢性腎炎又分為幾乎不會產生任何症狀和浮腫、高血壓、血尿等症狀都很明顯的型態。發病的時間很長，有的甚至會惡化為慢性腎不全。

長期患有高血壓症的人，罹患腎炎、腎不全的可能性很高，必須特別注意。

糖尿病性腎病的症狀和慢性腎炎完全一樣。一般而言，以兒童較易罹患此病。

中醫上有「腎是精的藏身所」的說法，認為腎臟和人的發育、成長、衰老有密切的關係。但是，腎臟病並非只有腎臟不好的人才會發病，有時候與肺臟、脾臟、腎臟有連繫的經絡發生異常時，就會引起肺臟、脾臟、腎臟的失調。

若肺臟喪失向全身輸送氣、血、水的機能，脾臟喪失輸送養分的功能，腎臟喪失過濾和再吸收的功能，就會使水分停滯，產生浮腫的現象。

這種狀態若長期持續，則腎氣會日愈衰退，不久就會瀕臨致死的狀態。

能消除這種狀態，使氣、血、水輸送到全身的機能再生的穴道，就是位於背部的腎熱穴。

腎熱穴是位於第七胸椎和第八胸椎中間左右約〇・五寸的地方。這個穴道能夠終止腎炎的病發，消除嚴重的浮腫。

腎脊穴也是很有效的穴道，它位於第二腰椎左右約〇・五寸的地方。

這兩個穴道都能消除腎炎和糖尿病性腎病的各種症狀，使精氣復甦。在這兩個穴道上放置薄薑片來施行灸的話，將有驚人的效果。

糖尿病——治癒多尿、口渴的脺俞穴、腎系穴

糖尿病的一般症狀如下：

(1)多尿

輸送到腎臟的血液中，含有過多的糖分，腎臟無法應付，因而要將糖分排至尿中時，需要很多的水分。

(2)口渴

血液因血糖高而變得很濃，又因多尿而失去水分，所以會覺得口渴。

(3)多食

因為糖尿，而使得養分和尿液一起排出，且因為無法將血液中的葡萄糖吸收利用，所以經常會有空腹感。

(4)體重減輕

因為會排出多量的水分，而且又失去卡路里，所以容易覺得疲倦，體重減輕。

兩個穴道都用乾艾三～五個，配合薑片或蒜頭片，隔日施行灸一次。然後分別在：

①膵俞——以拳按法每天刺激三分鐘。

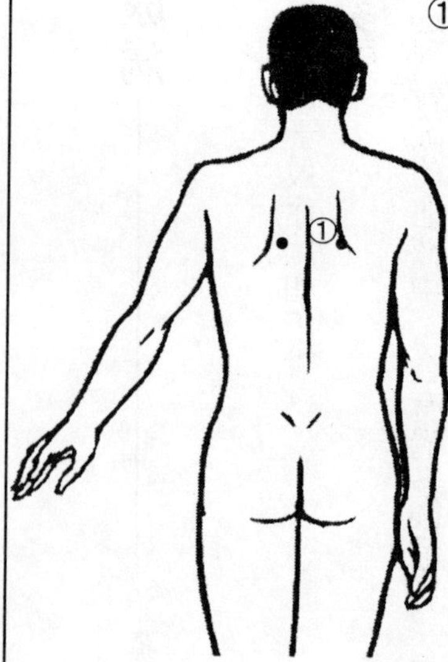

②腎系——以指甲指壓加以刺激，一次五秒，以三分鐘為一次，每天作二次。

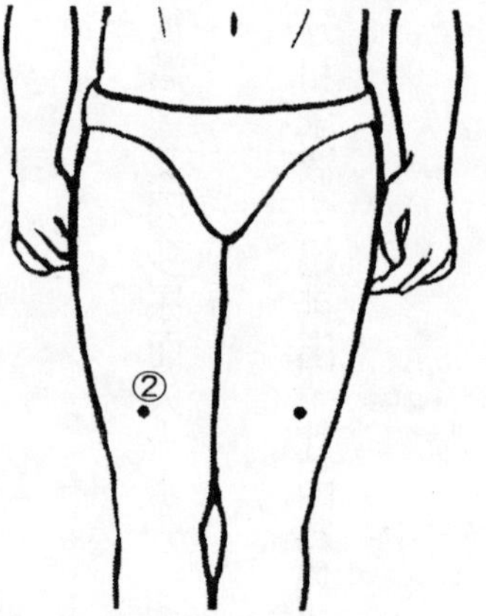

(5)會有神經痛、麻木、皮膚搔癢、性無能等症狀。

有很多人認為「糖尿病沒有什麼大不了的」。如果因為沒有很明顯的症狀而不在意，將會變得很麻煩。

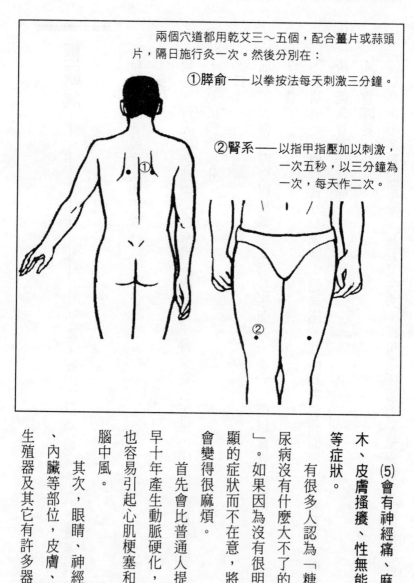

首先會比普通人提早十年產生動脈硬化，也容易引起心肌梗塞和腦中風。

其次，眼睛、神經、內臟等部位，皮膚、生殖器及其它有許多器官都會產生異常。這些續發性疾病的痛苦，往往會大於糖尿病本身所產生的痛苦，甚至導致失明，所以絕對不可等閒視之。

中醫把糖尿病稱為「消渴」。消渴就是口渴的意思，被認為是脾胃虛（脾臟和胃的機能降低）的主要病因。脾臟或胃衰弱時，很容易疲倦、四肢無力，全身氣虛（精力不足）。同時，津液（體液）或血液會被消耗，腎臟也將受到侵害。

在腎臟裡，蘊藏著生命體先天擁有的可成為精力基本的「精」，它如果受到傷害，將對包含胰島素等的各種荷爾蒙分泌產生不良的影響。

這種可怕的糖尿病，必須依靠飲食療法來治療，若能在日常生活上多加注意，同時施行穴道療法，其痊癒是指日可待的。

位於背部第八胸椎左右約一・五寸處的膵俞穴是主要的穴道，可將蒜頭片、薑片置於其上連續施行灸，或是予以強烈的指壓。如此，不但可以緩和糖尿病本身的症狀，也可以防止續發性疾病的產生。

此外，位於兩腳膝蓋上面的腎系穴也很重要，可在這個穴道慢慢用力的按摩，對中心部用力指壓。

上述兩個穴道，可以治療胰島素的作用不足。

肝臟病——消除壓痛的肝熱穴、肝房穴

在肝臟病中，最常見的就是肝炎。肝炎可分為急性肝炎和慢性肝炎。

(1)急性肝炎

這是因病菌所引起的肝炎，可分為A型、B型、非A非B型。

A型在過去被稱為流行性肝炎，B型則是輸血後引起的血清肝炎。這三種都是屬於病菌性疾病，是經由血液、口、皮膚、黏膜等的接觸而侵入肝臟。有時也會經由母親的授乳，而使乳幼兒受到感染。這些細菌會破壞身體成分或精力源等的重要生產工廠——肝細胞。

症狀的初期特徵是，食慾不振、嘔吐感、頭痛、發燒、喉嚨痛等。這種情況持續數日後，會排出黃色的濃尿、黃疸及灰白色的糞便。

(2)慢性肝炎

大多是急性肝炎沒有治好而轉變成慢性的。患者以三十~四十歲層的人居多。

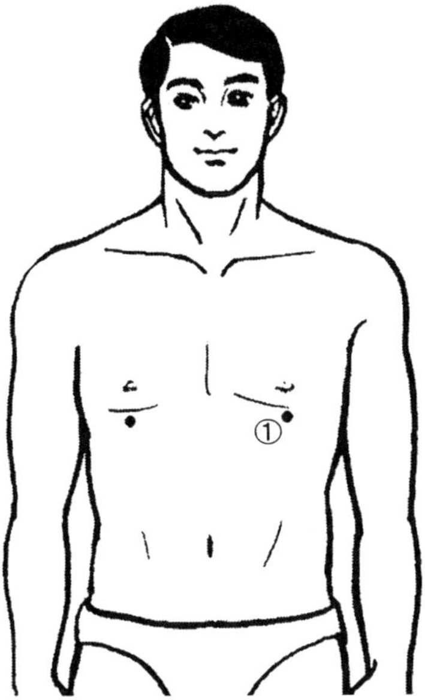

這二個穴道都要準備三個幹艾，隔日灸一次。然後分別在：

①肝房——以拳按法每天刺激三分鐘。

②肝熱穴——以指甲指壓加以刺激，每日一次，每次五秒，施行三分鐘。

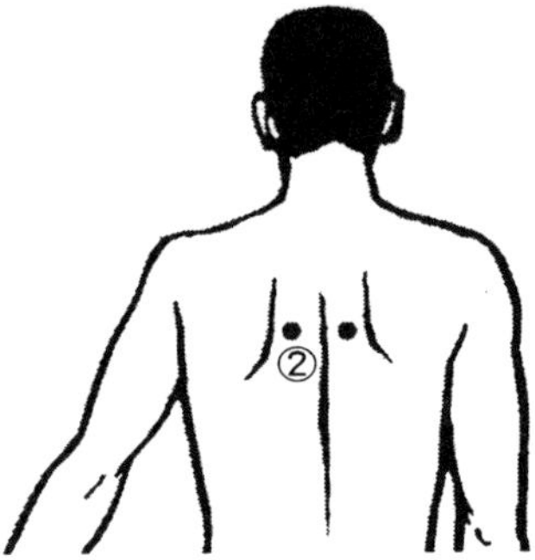

其症狀有很多種，但大部分是屬於無自覺的症狀，此外，還有腹水積存不久之後就變成肝硬化，或是持續數年後才變成肝硬化。

(3)酒精性肝炎

這是愛喝酒的人最容易罹患的肝臟病。本來，被胃吸收的酒精是會轉移到肝臟，然後被水或二氧化碳分解，但如果持續喝下大量的酒，其作用就會產生異常，對肝臟造成太大的負擔。而導致中性脂

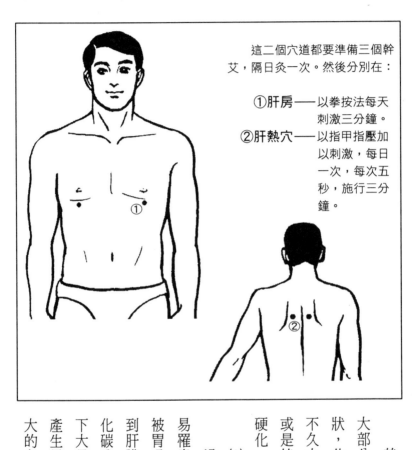

肪增加，變成脂肪肝。這時候，肝臟的作用會衰退，不久就惡化為肝硬化。

在愛喝酒的人中，罹患脂肪肝的比例高達三十～五十％，惡化為肝硬化的人也約有十％。

⑷肝硬化

這是三十～四十歲工作力旺盛的男性較多見的疾病。症狀和急性肝炎、慢性肝炎相同，但是症狀進行時，可透過皮膚看見蜘蛛網般的毛細血管，手掌變紅；更惡化時，會引起浮腫、黃疸、腹壁的靜脈膨脹等，最後會造成消化器官的大量出血、昏睡，以致死亡。

中醫認為肝臟病是肝臟被病邪侵入，引起陰陽不和（機能不足），並對脾臟、胃造成不良影響的一種病態。

可以擊退肝臟病的穴道是肝熱穴和肝房穴。

肝熱穴位於背部的第五胸椎左右約〇・五寸處。肝房穴是位於兩乳頭下面二寸的地方。

肝熱穴使用指壓也十分有效，若能交互施行指壓和灸，其效果更加神速。無論是指壓或灸，都必須有耐心的施行。

肝房穴能夠消除肝臟障礙特有的壓痛。其方法是，一邊用力按摩，一邊強壓此穴道。

哮喘——喘息穴和氣喘穴可以鎮定難以忍受的哮喘

哮喘發作時，支氣管會變得狹窄而引起暫時性的呼吸困難。這種疾病。發作時非常痛苦，所以重症時會無法安睡，必須坐起來採取前屈的姿勢才能呼吸。這種狀態持續下去，也有致死的危險。

會引起哮喘的過敏性源，主要是室內的塵埃、黴類、花粉類、寵物的毛等，有時也會因藥物或職業環境而發作。

小孩的哮喘大多是因飲食所引起的，但氣道感染也是重要的原因。此外，心理因素、天候的變化、溫度的急遽變化、空氣污染、氣道刺激物、運動、疲勞過度、飲食過量等，也會引起哮喘發作。

據說，每一百人中就有一人是哮喘患者，可見有不少人正受此病之苦。

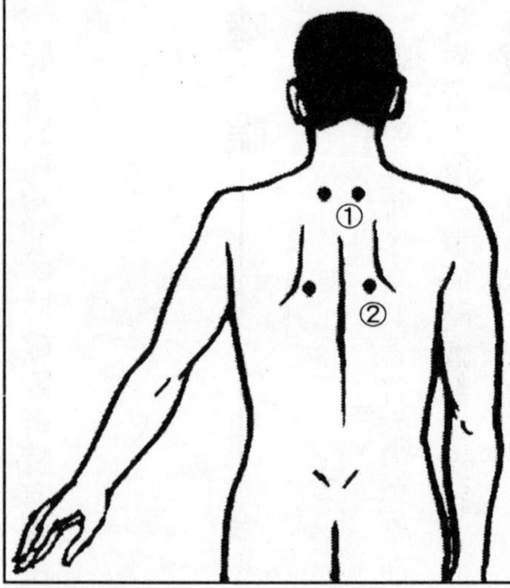

二個穴道都用三～五個幹艾施行灸，連續施行五天，休息二天。

①喘息——以指甲指壓加以刺激，每日一次，每次五秒，施行三分鐘。

②氣喘——以指按法加以刺激，每日一次，施行三分鐘。

哮喘在反覆發作中，會引起肺氣腫、氣管擴張症等，而變得愈難治療。

中醫認為哮喘是因肺部裡積存水氣，加上外部的六淫邪氣（風、寒、暑、濕、燥、火的發病要因）和身體內部的精神性變調，使得氣亂而產生的疾病。其它，如偏食或因疲勞過度而產生的水毒，侵害到肺或腎臟時也會發病。

鎮定哮喘的發作，改變體質乃是中醫最拿手的領域之一。有效的穴道是，喘息穴和氣喘穴。

喘息穴位於第七頸椎和第一胸椎中間左右約一寸的地方，氣喘穴則是位於第七胸椎左右約二寸的地方，亦即接近肩胛骨處。

輕度發作時，以指甲指壓這二個穴道就會立刻產生顯著的效果，如果想要改變體質完全根治，就必須有規律的施行灸。其中，有戲劇性效果的就是針灸。

膽囊炎、膽石症——能使劇痛立刻停止的膽囊點穴

急性的膽囊炎，會有惡寒的發燒，且上腹部會產生劇烈的疼痛，疼痛有時也會影響到背部或右肩。疼痛是持續性的，同時還會有噁心、嘔吐、黃疸等症狀。

慢性膽囊炎的症狀和急性的症狀很相似，但是，疼痛和發燒的情形較微弱。

膽囊炎是由於膽囊功能不良，膽汁內的細菌增殖而引起的疾病。

膽石症可分為，以膽固醇為主要成分的膽固醇結石，及以膽汁色素為主要成分的色素結石等。

膽固醇結石，是因膽汁內的膽固醇過多而變成石頭。色素結石，乃因膽囊的病變而產生游離性的膽汁色素，變成不溶性而結成石頭。前者被稱為都市派，後者被稱為農村型。

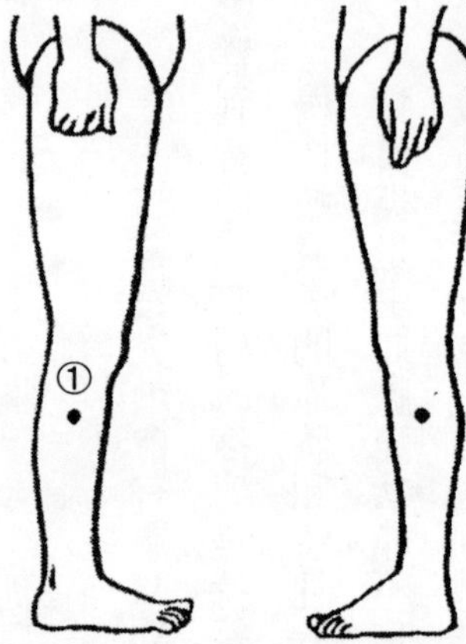

①膽囊點——劇痛時，可以用三～五個薑片來施行灸。慢性疼痛時，則以指甲指壓來刺激，每次五秒，每日施行三分鐘。

其一般症狀是，會引起發作性的劇烈疼痛，稱為膽石發作。其過程和膽囊炎很相似。這種疼痛，長者可持續達二個多小時，而且大多會反覆的再發作。

病因可能是，暴飲暴食、脂肪攝取過量、以及肉體或精神上的過度疲勞，但有時完全沒有理由也會發生。

自覺症狀是，上腹部的不快感、重壓感、右肩僵硬、腹部的膨脹感、便秘等。

可以緩和膽囊炎和膽石症的劇烈疼痛的特效穴道是，位於下肢外側的腓骨頭下面二寸的膽囊點穴。它能夠快速的消除難受的劇痛。

高血壓症——能迅速降低血壓的血壓點穴、新曲池穴

經常有人感嘆地說：「在會議中，總是會有睡意、頭痛、頭昏眼花的感覺，致使精神無法集中。」有這種症狀，大體上可以認為是高血壓症。

根據世界保健機構的規定標準，最高血壓為一六〇mm／Hg，最低血壓為九五mm／Hg時，就算是高血壓症。如果最高血壓為一五〇mm／Hg時，最低血壓為九〇mm／Hg以上時，就應該加以注意了。

一般而言，血壓正常值最高血壓為一〇〇～一五〇mm／Hg，最低血壓為九〇mm／Hg以下。

正常人的標準是，青年期最高血壓一四〇mm／Hg，最低血壓九〇mm／Hg，中、高年齡期為最高血壓一六〇mm／Hg，最低血壓九五mm／Hg左右。超過此標準時，就會出現頭痛、頭昏眼花、發燒、搖晃、肩膀僵硬等症狀。

高血壓症可分為，因遺傳造成的本態性高血壓症和因腎臟病、腎動脈異常、神

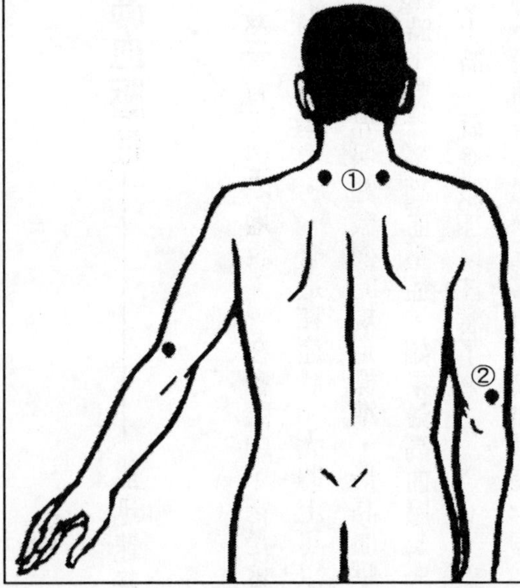

①血壓點——

以指甲指壓加以刺激，每次五秒，施行三分鐘為一次，每天三次。連續施行五天休息三天。

②新曲池穴——

以三個幹艾來施行灸，每星期二次。此外，以指按法刺激，每三分鐘為一次，每天三次。

經性的疾病，或因荷爾蒙分泌異常而造成的二次性高血壓症。無論是那一種，只要降低血壓，則其它的疾病自然會不治而癒。

若長期處於高血壓狀態，將使腎臟受傷害，導致動脈硬化，它就是腎硬化、腦出血的導因。由此可見，高血壓症實在是一種不容忽視的疾病。

容易疲勞、精神無法集中時，就該警覺到是否患了高血壓症。

可以降低血壓的穴道是血壓點穴（位於後頸的第六頸椎左右約二寸的地方），它確實有迅速降低血壓的效果。

此外，兩臂肘關節左右的新曲池穴也很有效。

血壓點穴最好是施行指甲指壓或灸，新曲池穴則可用手指按壓。

心臟病——能抑制悸動、呼吸困難的郄上穴、下俠白穴

最近有很多人表示，當爬樓梯或稍微快步走時，就會有劇烈的悸動、呼吸困難的情形發生。近十多年來，因心臟病而死亡的比例有直線上升的趨勢。

要完全防止心臟病，實在很困難。但只要時常加以注意，就可以防止因心肌梗塞而突然暴斃。

悸動和呼吸困難是心臟病的紅燈信號。這個時期若能有適當的處置，就可以預防心臟辨膜症、心臟神經症（因神經過敏而出現類似心臟病的悸動、呼吸困難、疼痛等症狀），並防範可怕的心肌梗塞和狹心症。

中醫對心臟病的看法，可由「心是精神之所在」這句話得知，非常重視心臟的作用和精神上的壓力的關係。換言之，脈搏沒有異常也會感到悸動的人，大多是屬

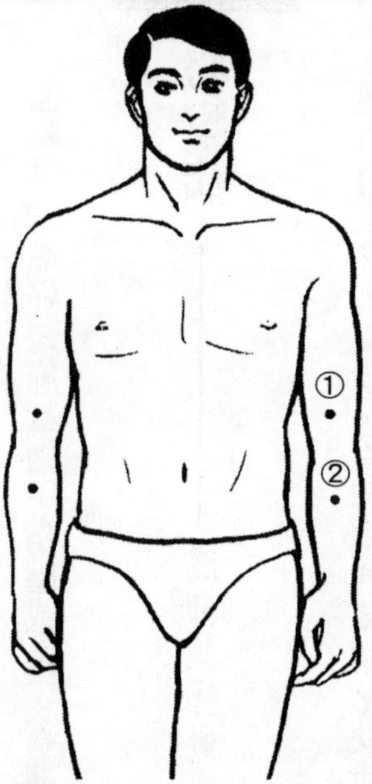

①下俠白——閉目，以指按法刺激三分鐘，一天二次，隔日施行。

②郄上——用一個幹艾施行灸，每週二次。

於神經性的心悸亢進症。

此外，由「病會侵犯氣道」這句話得知，呼吸困難的問題是在於氣道。

心臟病特有的胸部苦悶和呼吸困難症狀，只要按壓郄上穴和下俠白穴就會有驚人的效果。

郄上穴位於前臂內側，亦即位於手掌那一面的手肘和手腕之間的肘下三分之一的地方。它是能夠戲劇性的停止劇烈的悸動和心臟病發作的急救穴。

下俠白穴位於手掌那一面，手肘彎曲時肌肉會鼓起的部分附近，對於調整心臟的悸動和脈搏異常非常有效。

這二個穴道，可用指甲用力指壓、用牙籤加以刺激或施行灸，都很有效。

白內障、青光眼——能恢復視力的上睛明穴、翳明穴

眼睛水晶體混濁的疾病，稱為白內障。其原因很多，且並非是老年人特有的疾病，很意外的，年輕人也可能患白內障，要特別注意。

例如，孕婦在懷孕時患了風疹，產下的嬰兒可能會有先天性的白內障。

此外，罹患葡萄膜炎時，容易引起水晶體的營養不良，所以，糖尿病患者有時也會患白內障。這時侯，症狀會進行得較快速，以致視力減退。

眼睛受到打擊或刺傷時，水晶體也會混濁，致使視力減退。

青光眼的原因是，眼壓太高，或眼壓高的時間持續過久，以致對視神經產生不良的影響，使視野變得很狹窄。

眼內壓是被毛樣體造成的眼房水保護著，但眼房水過多，或是向內眼外流出的

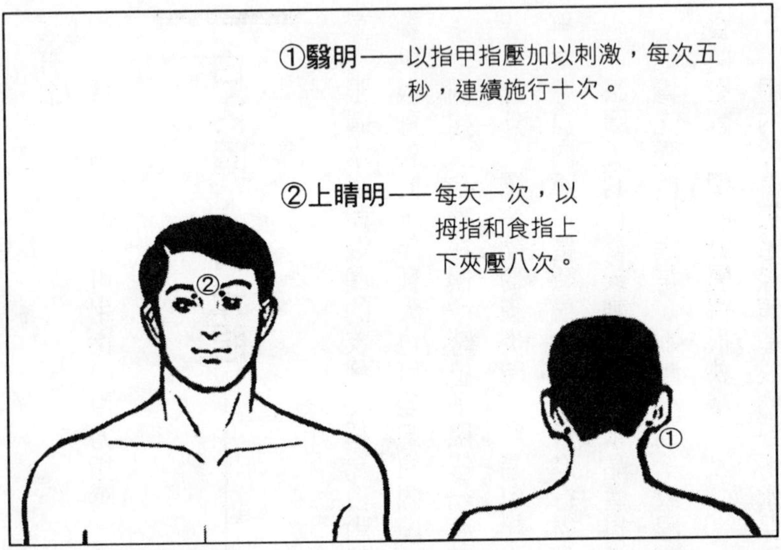
①翳明——以指甲指壓加以刺激，每次五秒，連續施行十次。
②上睛明——每天一次，以拇指和食指上下夾壓八次。
②
①

部分受到阻礙時，就會變成青光眼。

眼壓突然上升時，會引起激烈的眼痛或頭痛、噁心、視力急遽減退，實在是很可怕的疾病。

白內障的特效穴道是，位於眼睛內側的上睛明穴。如同字面的意義一樣，睛明乃是表示眼睛明亮，它可以消除水晶體的混濁現象，恢復澄清又明亮的瞳孔。只要指壓這個穴道，就可以迅速的痊癒。

青光眼的特效穴道是翳明穴。

這個穴道可以降低眼壓，消除所有青光眼的症狀。它位於耳朵的背面，只要指壓這個部分，眼壓就會降低，很快的恢復視力。

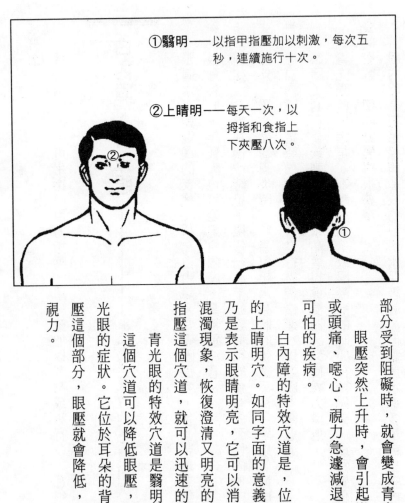

肌肉無力症——能消除無力感的跳躍穴、前進穴、尺橈穴、虎邊穴

肌肉無力症是十歲以下的兒童，和二十～三十歲的青年比較容易罹患的疾病，而且女性罹患的比例為男性的二倍。

其病因是，神經和肌肉的結合部產生某種異常，使得從腦部發出的命令無法傳達，致使肌肉無法運動。可能是因胸腺淋巴組織的異常而造成抗體，或是出現阻礙神經肌結合部的動作的物質，造成自我免疫的異常。

由於女性的患者較多，所以，可能和性荷爾蒙有密切的關係。病症初期，容易被侵害的部分是眼睛。有些人會有眼皮下垂、眼球不能動、一個物體看成二個物體等現象，這都屬於眼睛的肌肉無力症。

其他，如吃東西時的咬力減退、說話時鼻音很重、呼吸困難，上下肢脫力的全身型肌肉無力症，亦佔有很高的比例，是一種不可忽視的可怕疾病。

惡化為重症時，可能會併發肌肉萎縮，而因呼吸痲痺遭致不幸的後果。

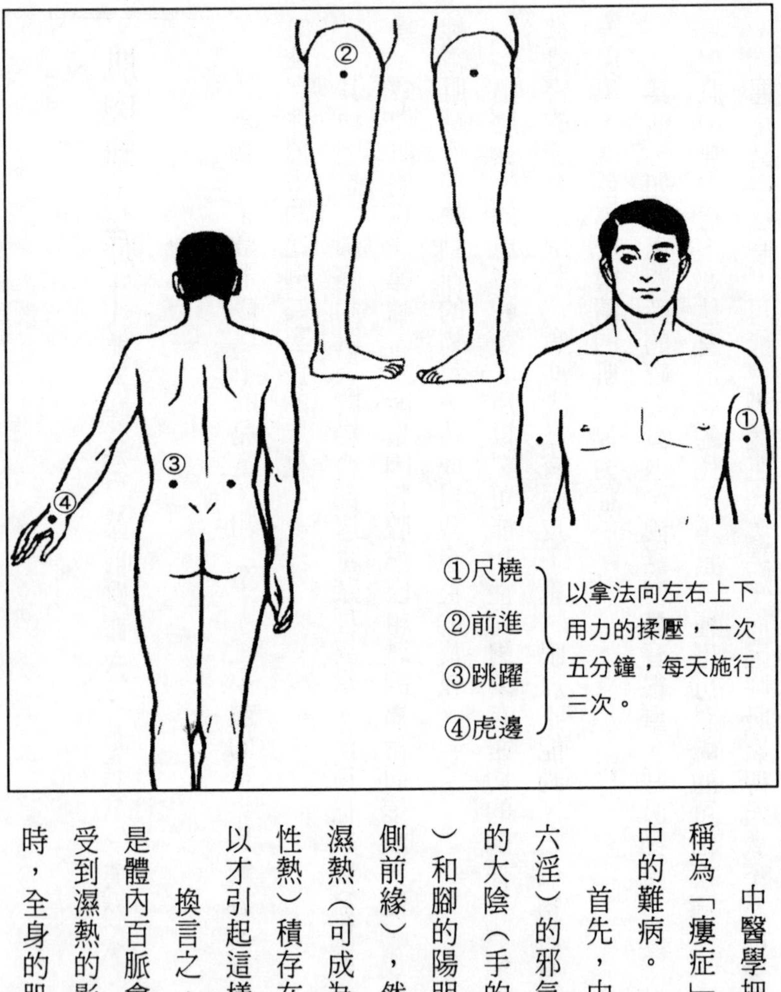
①尺橈
②前進
③跳躍
④虎邊
以拿法向左右上下用力的揉壓，一次五分鐘，每天施行三次。

中醫學把這些症狀稱為「瘻症」，是難病中的難病。

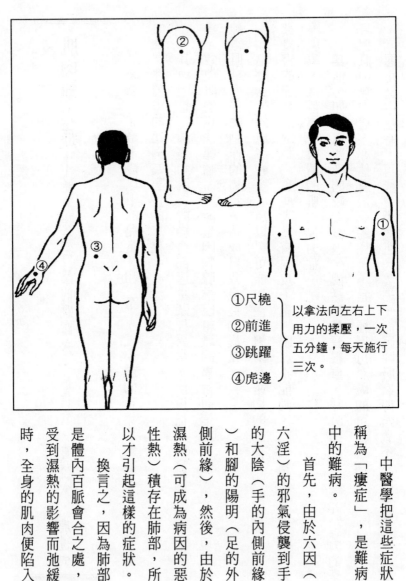

首先，由於六因（六淫）的邪氣侵襲到手的大陰（手的內側前緣）和腳的陽明（足的外側前緣），然後，由於濕熱（可成為病因的惡性熱）積存在肺部，所以才引起這樣的症狀。

換言之，因為肺部是體內百脈會合之處，受到濕熱的影響而弛緩時，全身的肌肉便陷入營養失調的狀態，而變得無力。

對此難治之症有特效的穴道是跳躍穴、前進穴、尺橈穴、虎邊穴。

跳躍穴位於腰骨稜的稜線最高部分下面二寸之處，亦即位於腰骨的部位。這個穴道可以消除肌肉萎縮造成的肌肉麻痺和無力感，對強化肌肉頗有卓效。

前進穴是位於大腿部的上部，可以消除肌肉麻痺。

尺橈穴是位於上臂外側，從手關節橫紋的中點算起六寸的地方，能強化上臂肌的肌力，使精神安定。

虎邊穴是位於拇指和食指中間，能夠緩和手腳的肌肉萎縮。

請依附圖指示，刺激這些穴道。

此外，若眼睛發生肌肉無力症時，可以在太陽穴施行灸，一定會有令人滿意的效果。

小兒麻痺——能使肌力和腦部活性化的健膝穴、三角肌穴、四神聰穴、腦清穴

小兒麻痺可分為腦性麻痺和急性灰白髓炎。

腦性麻痺，是由於腦部在發達期間發生腦障礙，以致產生了永久性的中樞神經運動障礙。大部分的症狀都是屬於身體的障礙，偶爾也會出現引起精神發達障礙的症狀。

現在由於疫苗的誕生，急性灰白髓炎已經急遽的減少。

目前，大部分的小兒麻痺都可以說是屬於腦性麻痺。患者之中，約六十％是在生產時，三十％是由胎內感染，十％是因新生兒期的黃疸、呼吸困難或乳兒期的髓膜炎、腦炎而發病的。

中國醫學認為，肺和陽明（下肢的外側前緣）乃是病因的主要關鍵。

肺部外與皮毛接觸，內與百脈結合，所以肺的機能衰弱時，六因（六淫）就會從皮毛侵入肺部，使輸送氣、血、水的重要機能衰退，導致手腳麻痺。

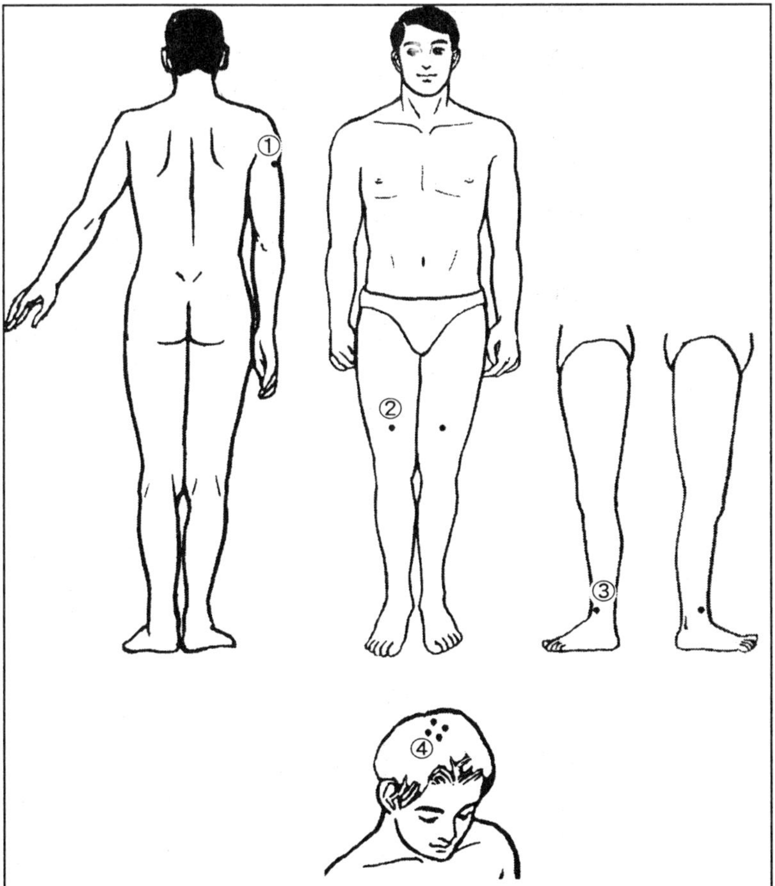

①三角肌
②健　膝
③腦　清

對各穴道作上下左右揉捏，一次三分鐘，每天施行三次。

④四神聰——每天用四指抓二十次。

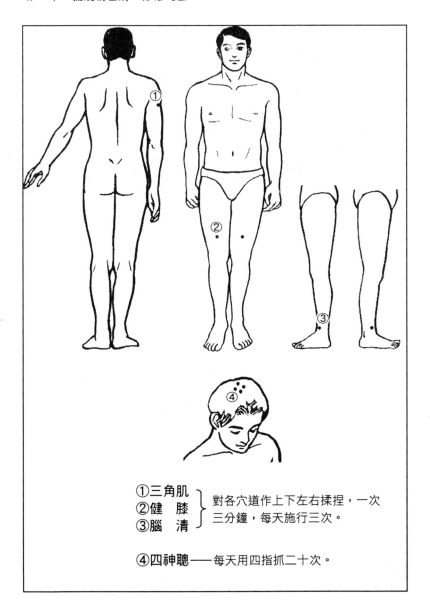

陽明是主掌全身經絡運行的體表肌肉系，所以，當陽明受到濕熱（會成為病因的惡性熱）侵害時，體內的精力將無法流動而導致發病。

健膝穴和位於肩膀側稍下面的三角肌穴，是治療小兒麻痺的特效穴道。健膝穴對於下肢的運動麻痺和無力感，具有戲劇性的效果。三角肌穴對於恢復手臂的上下運動，及肩膀的繞動機能頗具效果。

此外，對腦性麻痺有卓效的是，位於頭頂部的四個神聰穴，它可以使腦部的機能活性化。位於腳踝上的腦清穴，可以促使腦部清醒，精神安定。

在這些穴道上有規則的施行灸，則小兒麻痺的各種症狀就會逐漸的消除。若再依附圖的指示施行按摩，將更有效。

帕金森氏症候群——能消除僵直和發抖的頭顳穴、直立穴、四中穴

這個疾病的原因至今不明，一般都認為是由於中腦的神經細胞不足所引起的。在腦炎、動脈硬化症、梅毒、腦腫瘍、一氧化碳中毒、頭部外傷等，也可發現同樣

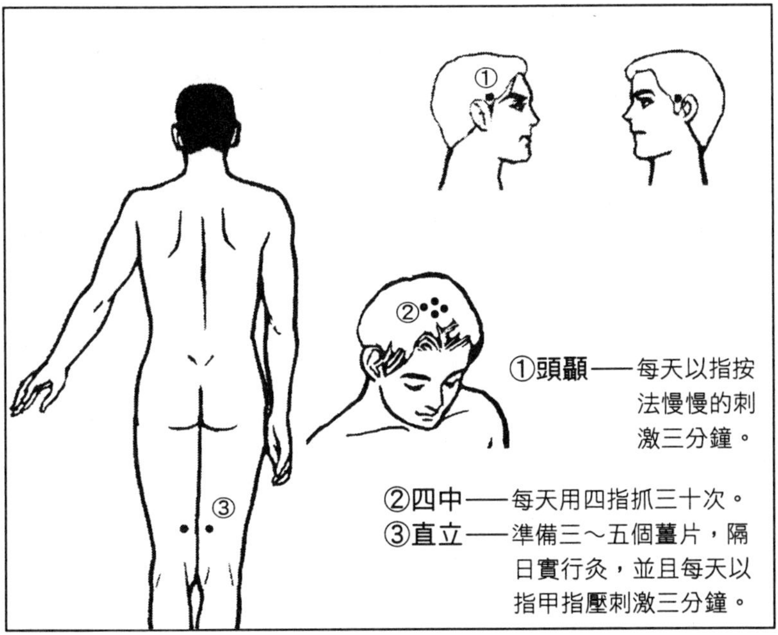
①
②
③
①頭顳——每天以指按法慢慢的刺激三分鐘。
②四中——每天用四指抓三十次。
③直立——準備三～五個薑片，隔日實行灸，並且每天以指甲指壓刺激三分鐘。

的症狀，統稱為帕金森氏症侯群。

其症狀多為四肢發抖、肌肉僵硬、行動遲鈍等。患者以中年以上的人較多見。

這種疾病，大多是因一邊的手腳會發抖時才發現。症狀進行時，臉部會失去表情，像是帶著面具一般，姿勢會前屈，走路變得慢吞吞的，有時似乎要向前跌倒一般。

其特徵是，會流口水或臉部帶有油脂。

一般而言，症狀的進行都很緩慢，但是，最後可能導致連睡覺時也無法翻身，約在發病後十餘年就死亡。

中醫學上認為這是風邪和寒濕的邪氣侵入體內，阻礙氣、血的運行，以致筋脈變成營養失調的狀態而發病。此外，也有的是因寒熱（帶有惡寒的熱）淤積在五臟六腑，以致阻礙氣、血的運行而發病的。

對帕金森氏症候群有效的頭顳穴，位於咬合牙齒時的顳顬的突出部。刺激這個穴道，可以使頭蓋內的血液循環良好，消除帕金森氏症候群特有的各種症狀。

直立穴對於必須稍微彎膝走路的病人，或是腳部會發抖的人，非常有效。直立穴是位於大腿部的內側膝上面（從膝下往上算，約四・五寸的內側，○・五寸的地方）。

四中穴，能夠很快的控制油脂臉、流口水等自律神經失調產生的症狀。

頭痛——能立刻止痛的太陽穴和山根穴

大部分的頭痛都是慢性的，其中有八十％至今原因不明。原因清楚的，有因感冒、牙痛、眼睛疲勞而發生的。除此之外，有時也會以高血壓、動脈硬化等的症狀出現。頭痛時不易集中精神，經常會焦慮不安，使精神上和肉體上都處於不快的狀態，甚至會影響到人際關係。

中醫視頭部為「精神之府」極為重視。頭部若因外因或內因而受到侵害時，精神的機能就會受阻，致使氣、血停滯而引起疼痛。

外因性的頭痛，是以風寒的邪氣侵入而發生的頭痛為代表，大部分會伴隨著鼻塞、惡寒、發燒等症狀，發病的速度也很快。

內因性的頭痛，發病的速度較緩慢且綿綿不斷，因此，治癒所需的時間較長。此外，疼痛的部位也有其特徵，例如，因過度疲勞等，以致氣較虛弱時，頭痛的部位會在左側，而且以早上較嚴重，傍晚則會比較輕微。因飲食生活不規則而引起的頭痛是在於頭額的中心部，因七情（喜、怒、哀、樂等的情緒變化）的混亂而引起的頭痛範圍較大，有些人的疼痛甚至會延伸到腋下。

患慢性頭痛的人，應將脖子充分的揉軟，然後再向前後左右繞動。當感覺頭痛時，作這種運動能使頭痛迅速減輕。

此外，因外傷或運動傷害而引起頭痛時，應該先靜下心來測量體溫和脈搏，如果有異常，就要立刻找腦外科醫生檢查。

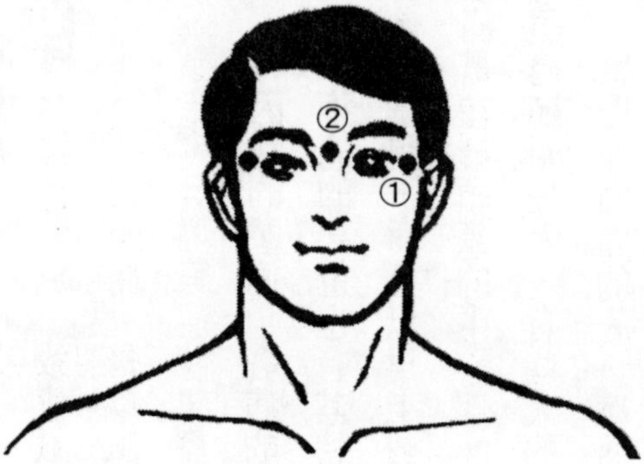

①太陽——以拇指腹稍微用力來作旋轉按壓八次，反覆施行八次。

②山根——以拇指朝鼻端來作上下按壓八次，反覆施行八次。

血壓高的人感覺頭痛或是在嘔吐時，為避免因嘔吐物而窒息，應將其上顎弄高，確保其氣道通暢，並將其臉部朝向外側，使他容易嘔吐。同時也要給予充分的保溫。

對一般的頭痛有驚人效果的穴道是，太陽穴和山根穴。

太陽穴位於咬緊牙關時顳顬會動的部分，以拇指腹用力壓就會立刻發揮神效。

山根穴是位於二眼連線上的鼻梁部分。慢慢的用力指壓，也具有和太陽穴一樣的效果，頭痛很快地就消失。這對宿醉也很有效。

目眩——能使視界清楚的貧血靈穴、氣中穴、小指尖穴

目眩是由於支撐身體均衡的平衡感覺異常而引起的。亦即下列的三種感覺發生障礙時，就會感到目眩。

⑴捕捉外界狀況的眼睛的感覺。

⑵內耳的平衡感覺器官（三半規管）所擁有的感覺。

⑶和視覺或三半規管有連絡的大腦、小腦、脊髓的神經系的平衡感覺。

這些都會因腦血液循環障礙、高血壓、低血壓、腳氣、心臟病、腦部的外傷、動脈硬化、暈車、小腦的異常等，而引起各種的障礙，因此，若認為只是單純的目眩而已，這是很危險的想法。

此外，從坐姿或臥姿突然起身站立時，如果會有搖晃不定的感覺時，只要閉上雙眼或躺下休息就不會發生。這種現象經常發生於更年期、月經前、懷孕中、抽煙過多、喝酒後等。

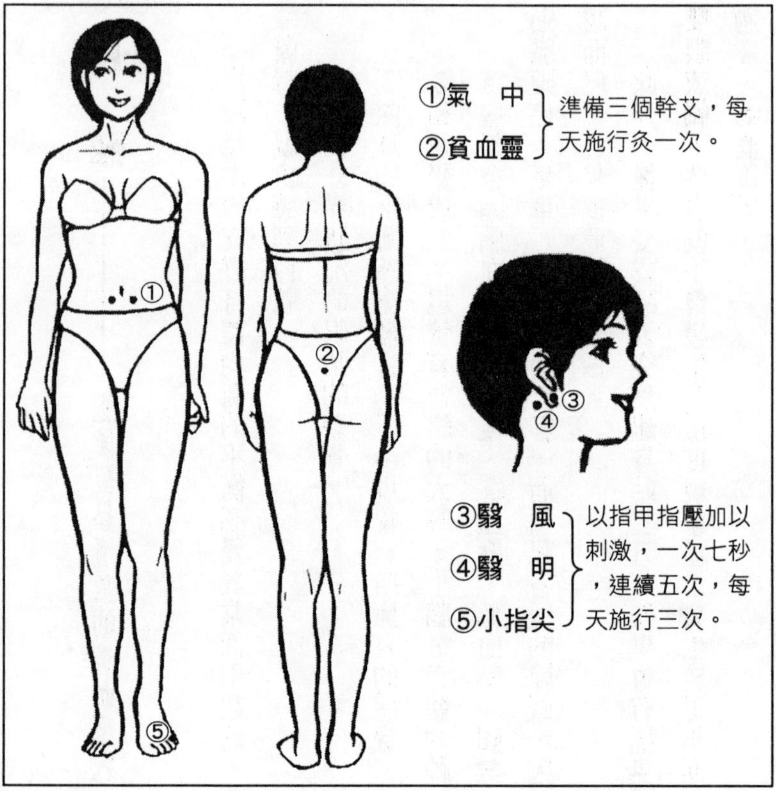
①氣　中
②貧血靈
準備三個幹艾，每天施行灸一次。
③翳　風
④翳　明
⑤小指尖
以指甲指壓加以刺激，一次七秒，連續五次，每天施行三次。

站立時會暈眩，眼前感覺一片黑暗而搖晃不定的狀態，一般人都會認為是「貧血」，事實上應該稱為「腦貧血」。這是因一時性的腦部血液減少而發生的，並非真正的「貧血」。

真正的貧血，指血液中的紅血球或血色素減少的狀態。

這種現象以女性居多，常發生於每個月的生理期後，或是因懷孕時鐵質被胎兒吸收、生產時的出血、授乳失去鐵質等原因而發生。

男性也會因流鼻血、痔出血等，而產生貧血的現象。若是沒有這些原因，但也會有貧血的症狀時，就必須特別注意了。

中醫認為，目眩和頭暈的原因有如下幾點：

(1)氣虛（氣的作用不足）時，腎機能會衰退而引起目眩、頭暈。

(2)因肝臟血、水的不足，相對的使肝臟的作用異常亢進，而引起頭暈、頭痛。

(3)多餘的水液積存成水毒，侵襲到頭部而引起的。主要是梅尼耶魯氏病。

穴道有三個，首先在貧血靈穴（在玉田穴下面約〇・三寸處）施行灸就有效。

氣中穴是位於肚臍下面的二個穴道，併用推拿法和灸效果較佳。

小指尖穴是位於腳的小趾先端，可以用牙籤加以刺激。

此外，因梅尼耶魯氏病等而嘔吐或感到不適時，務必立刻躺下休息，然後對三半規管或耳石等目眩的原因部分的穴道（翳風穴、翳明穴），施行指甲指壓即可。

風濕症——能擊退頑敵的百勞穴、虎邊穴、伸肘穴、四強穴

風濕症的患者人數相當多，而且被認為是難病中的難病。其中最典型的是慢性關節風濕症。這種病在發作時關節的活動會受到強烈的阻礙，日常生活也會受影響，終至無法動彈而變成廢人一般，實在是一種很可怕的疾病。其原因至今不明，因此，現代醫學始終都是採用消除疼痛的對症療法，除此之外別無良策。

風濕症的疼痛往往對氣候的變化很敏感，往往會因寒冷、濕氣、疲勞等而倍加疼痛。沐浴加以保溫，則疼痛會暫時的減輕。

談到風濕症，大家都很容易聯想到關節風濕症。但這並不只是關節的疾病，而是全身性的疾病。在關節腫起之前，如果有容易疲倦、全身倦怠感、食慾不振、微熱、體重減輕、手腳麻木、手腳冷感等現象，就必須加以注意。

關節風濕症的診斷方法是，發現有：①早上會僵硬，②按壓關節或活動關節時

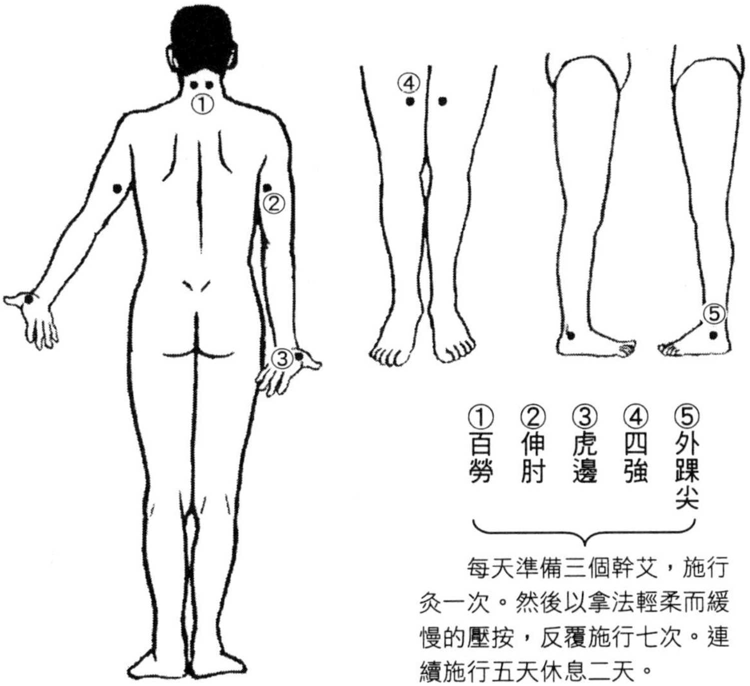

每天準備三個幹艾，施行灸一次。然後以拿法輕柔而緩慢的壓按，反覆施行七次。連續施行五天休息二天。

會感到疼痛，③關節腫起，④關節的腫法呈左右對稱等自覺症狀時，就應懷疑是患了關節風濕症。

中醫學上把風濕症稱為「痺症」。所謂的痺症是指，筋、骨、肌、肉會疼痛，並且有倦怠感等複合症狀的症侯群，再加上風、寒、濕三氣侵入人體而發生的一種疾病。

風、寒、濕之中，以風邪的症狀為主的就

是行痺，以寒邪的症狀為主的就是痛痺，以濕邪的症狀為主的就是著痺。

行痺，是全身的關節會有遊走性和多發性的疼痛、麻木，並且有運動障礙；痛痺，是有固定性的劇烈關節痛；著痺，是身體或四肢感覺懶散和疼痛，而且會感到皮膚麻木。

總而言之，風濕症確實是一種難治之症。能夠將這種難病快速治癒，正是中醫學的精髓所在。

要使風濕症很快的痊癒，必須使用到五個穴道。

首先，是位於脖子後面的百勞穴，這個穴道可以主宰脊髓液的調整，促進頸部的血液循環。

位於二手肘上的伸肘穴，是可以驅逐風濕症的因子，改善體質。

位於手掌的拇指和食指之間的虎邊穴，可以去除手部的僵硬、麻木、疼痛。

位於膝蓋上面的四強穴和腳踝上面的外踝尖穴，可以去除下肢的疼痛、麻木、腰骶部的僵硬。

只要對這些穴道有耐心的施行灸，或是每天確實指壓二～三次，就一定可以治癒風濕症這種難病。

神經痛——能消除痛苦的銀口穴、八椎下穴

唯有經驗過神經痛的人，才了解其痛苦之深。

疼痛的部位是和神經通過的方向或分布情形一致，按壓那個神經通過接近皮膚的點，會感覺疼痛的就是「壓痛點」。

神經痛有各式各樣，主要有，顏面會疼痛的三叉神經痛、胸部會疼痛的肋間神經痛、頭部會疼痛的後頭神經痛、上肢會疼痛的上臂神經痛、從腰部到腳都會疼痛的坐骨神經痛等。

神經痛的原因除了神經本身的原發性神經痛之外，還有糖尿病、傳染病、酒精或鉛等的中毒、腳氣病、外傷、骨瘍、變形性脊椎等原因，但大部分仍原因不明。

中醫學上認為，像顏面神經痛一樣會急遽疼痛的神經痛，是因人體內積存不必要且有害的物質。

此外，會長期持續疼痛的原因是，體內所需的精力不足之故。

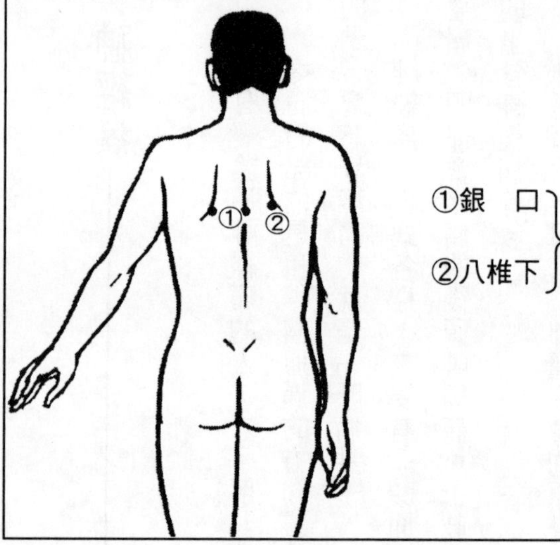

一天準備三個幹艾，配合薄薑片來施行灸一次，連續施行五天休息二天。然後分別以指按法，每天刺激三分鐘。

另一方面，胸部會疼痛乃是因感情的抑壓、苦惱、生氣等，傷害到肝臟而造成的。

手腳的疼痛是，因風寒、濕邪阻塞了氣、血的流動而造成的。這種情形若長期持續，氣會淤積，產生血虛（血液的營養不足）而變得很難治療。但是，活用電擊穴道就可以緩和神經痛的疼痛。

其有效的穴道是銀口穴和八椎下穴。銀口穴是位於第八胸椎和第九胸椎中間左右約三寸的地方，即肩胛骨的最下面。

八椎下穴也是位於第八胸椎和第九胸椎之間。

這二個穴道都以施行灸比較有效，用牙籤來刺激也能發揮鎮痛的效果。

三叉神經痛——能恢復往日笑容的燕口穴、牽正穴

三叉神經痛是，某一天突然會感到顏面劇痛的疾病。一般而言，疼痛會反覆發作數次。患者以四十～五十歲者居多。

三叉神經是指分布於顏面、頭額、眼睛、面頰、鼻子、口腔的黏膜、下顎部分等處，專門傳達知覺的神經系。亦即經過顏面分成三條的神經。大體上，會延著這三個知覺神經之一，突然產生劇痛。

原因至今不明，但有時也會因視覺神經腫瘍或動脈瘤壓迫到神經而發生。疼痛的部位，大多是在某一邊的臉頰上，或是下顎的部分。

其疼痛有如被針刺，又像通過電流一般，激痛會持續一～二分鐘，而且一天會反覆發作數次。

在吃飯或談笑時，運動下顎的機會較多，所以引起這種激痛的比率較高。疼痛不只限於面頰或下顎，有時也會延伸到頭額、嘴唇、鼻子。

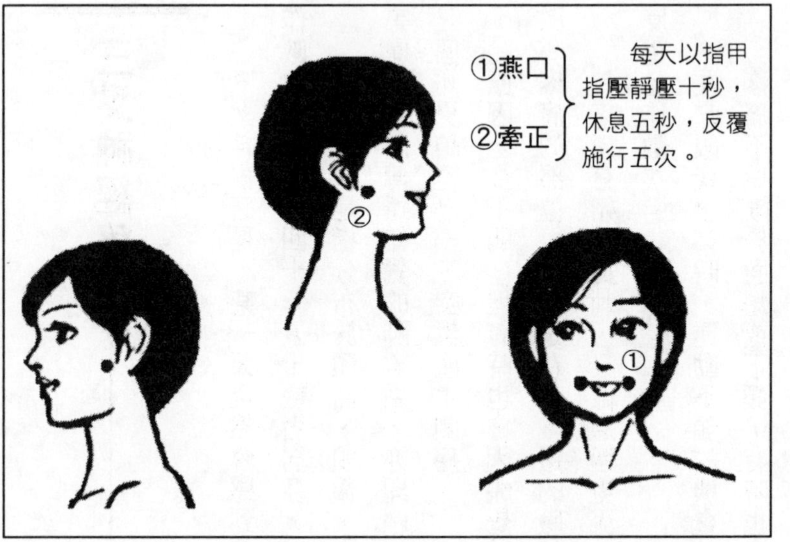
①燕口
②牽正
每天以指甲指壓靜壓十秒，休息五秒，反覆施行五次。
②
①

中醫學上認為，三叉神經痛乃是因人體積存不必要且有害的毒素，以致氣淤積變成血虛（血液的營養不足）而引起的症狀之一。

有特效的穴道是燕口穴、牽正穴。燕口穴位於嘴角的兩側，是能夠消除三叉神經痛特有的劇痛的重要穴道。

牽正穴是位於耳垂前面一寸的地方，它和產生劇痛的神經有直接的關係，能夠麻痺神經。

疼痛發生時，立刻以指甲指壓刺激這二個穴道，就會發揮意想不到的效果。

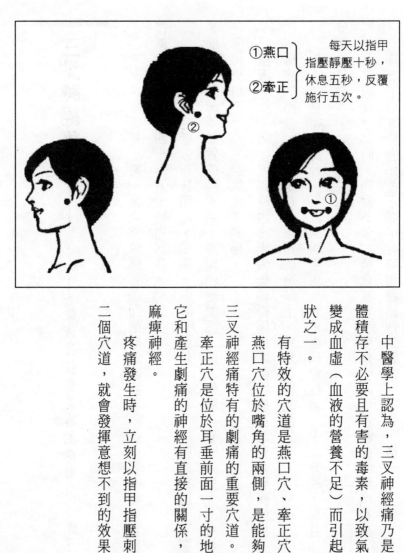

腰痛——能使腰部伸直的腰眼穴、玉田穴

想拿東西或早上要洗臉時，突然感覺腰部很疼痛，甚至無法動彈或躺臥，這種痛苦的經驗相信有不少人經歷過。其症狀如同閃腰一樣，每個人最早在三十歲，至遲四十歲，一定會有一次的經驗。

閃腰本身是屬於暫時性的，置之不理而自然痊癒的例子很多。但是，次數太多或是想要自己勉強矯正，就可能慢性化為椎間板疝氣，而苦惱一生。

對人體而言，腰部是一個弱點。這是從用四肢走路的哺乳動物進化至以雙足走路，把上半身的全部重量集中在腰部的人類的宿命。

引起腰痛的直接原因至今不明，但是，除了因內臟疾病和婦科的疾病而引起之外，可能還有下列的情況。

(1)腰部肌肌膜炎

(2)腰部捻挫

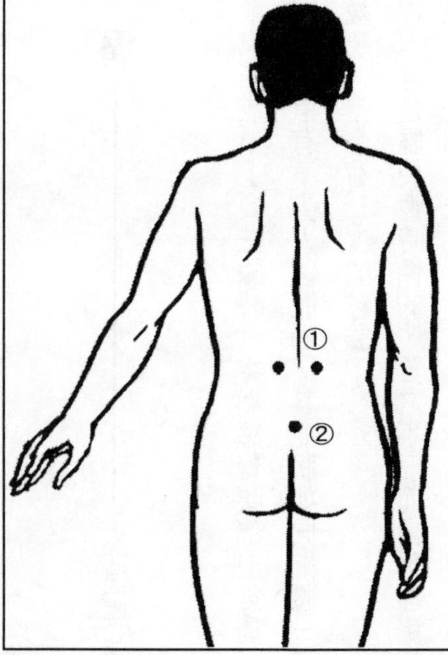

①腰眼——閃腰時，如果有熱感，就要用毛巾包冰塊加以按摩，等到皮膚呈紅色才停止。隔日起，就要準備三個幹艾，每天施行灸三次。此外，也可以用手掌慢慢的揉壓。壓的時候要吐氣，放鬆的時候要吸氣，絕對不可太用力。每天依此法施行三分鐘。

②玉田——每天用拳頭輕輕拍打三分鐘。

(3)變形性脊椎症
(4)椎間板疝氣
(5)脊椎分離症
(6)因腰椎不安定而造成的畸形、腫瘍、骨瘍。

其中大部分的症狀都不是很嚴重的病症。但其痛苦有時真是令人難以忍受，持續愈久則會在身體各處產生痛苦，以致無法過著一般的正常生活。

中醫學上把腰痛分為三種。

一、是外因造成的。是因暴露在風雨中或居住在潮濕的地方，受到風、寒、濕的邪氣侵襲，以致氣、血不和而引起腰痛。

二、是內因性的。是因腎臟過度疲勞（大多是因房事過頻），以致腎虛而引起腰痛。

三、是想要搬重物時，因氣、血失去均衡而引起腰痛，其中，血流停滯更是最大的原因。

對腰痛具有特效的穴道是，腰眼穴和玉田穴。

在腰部上面的腰眼穴，位於第三腰椎的二側。

玉田穴是位於腰椎下面，用手去觸摸會感覺稍微突起的地方。

這二個穴道都可以消除劇烈的腰痛。只有施行指壓也可以期待充分的效果，如果能配合蒜頭片來施行灸，則效果更佳。

鞭打症——不必用石膏綳紮的百勞穴、百種風穴

鞭打症的正確名稱為「頸部捻挫」，大多是因汽車相撞而引起的。換言之，這是隨著汽機車普及而產生的一種文明病。

但是，此病的原因並不只限於車禍，當外力使頸部作劇烈的前後運動時，頸部韌帶、關節、自律神經、血管等受到傷害也會發生。

大家應特別注意，這種情況甚至會使頸椎骨折或脫臼而影響到生命的安危。

鞭打症的一般性症狀是，頸部疼痛、肩膀僵硬、上肢的放散痛、偶爾的腰痛、下肢放散痛等。此外，知覺障礙、麻木、背部疼痛、頭痛、噁心、視力減退、精神不定等狀態，嚴重時，也可能會發生言語障礙。

鞭打症的症狀各式各樣，有時也會發展為頑固的慢性頭痛或頸部痛。像這種狀態，大半的主因都是自律神經障礙而使得血管擴張，所以，只要將這個主因消除，則大部分可以治癒。

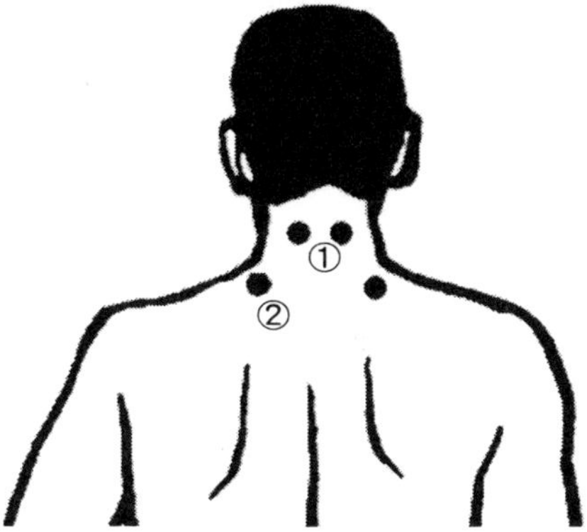

①百　勞

②百種風

各準備三個幹艾，每天施行灸一次，連續施行五天休息二天。施行灸之後，每天要用指甲指壓刺激三分鐘。

能夠消除鞭打症所有症狀的穴道，就是位於頸部的百勞穴和位於肩膀的百種風穴。

百勞穴對於消除頸部痛、肩膀僵硬、上下肢發散痛、麻木、頭痛、背部痛等，具有特殊的功效。

百種風穴對於消除自律神經障礙、血管擴張、頭痛、噁心、精神不安感等，具有特殊的功效。

對這二個穴道加以指壓，也能得到具體的效果。症狀嚴重時，配合蒜頭片、薑片來施行灸更能提高效果。

第二章　解除心病

壓力——能調整身心均衡的肝熱穴、脾熱穴、腎熱穴

在多樣化的現代，大部分的人都積存著某種壓力。事實上，人的確也是需要有某種程度的壓力才能生存下去。唯有適當的緊張感，每天才能過著有規律生活，但如果壓力過重時，可能會失去均衡而變成神經衰弱，或使身體的均衡崩潰而罹患身心症，這種可能性是相當大的。

人的身、心若能保持均衡當然是最理想，但是人的身、心都不是很頑強的。例如，突然走出冷氣房到炎熱的室外時，身體的均衡會立刻崩潰。又如，在商場中和熟識的朋友談話時，並不會覺得怎樣，但是和初見面的朋友談話時，在見面之前就會擔心而容易喪失心的均衡。

像這樣，自己並無自覺，但是從那一段時間起，壓力就已經開始積存下來。

壓力可大致定義如下：「生命體為保護自己，而對有害的刺激產生的反應」——這種反應力若是超越界限，就會變成疾病。

壓力深刻化的過程，可分為下列三個時期。

●第一期　警告反應期

突然產生壓力時，體溫或血壓會降低、肌肉會變鬆弛、淋巴球也會減少，而在胃腸產生炎症。

●第二期　反擊期

體溫或血壓上升、肌肉變緊張、發生組織破壞。這種狀態連續的期間就是抵抗期，若在此時期開始治療，效果較顯著，治癒率也較高。

●第三期　疲勞期

生命體完全疲勞時，會喪失適應力，血壓、體溫會降低而出現疾病的症狀。

如果壓力太大，以上的三個時期就會隨著不安感、焦躁感、躁鬱狀態而交互出現。同時，會抱怨身體不順、容易疲勞，而出現做任何事都會感到懶散的徵候。

從上補習班的小學生到考期將近的初、高中生、就業前的大學生、對人際關係和社會組織的沈重壓力感到苦惱的薪水階級、每天擔心營業額的經營者等，幾乎可說是每個人都已步入壓力的時代。

在現代，即使是自認為從未考慮過壓力的人，也不知何時開始會受到沈重的壓

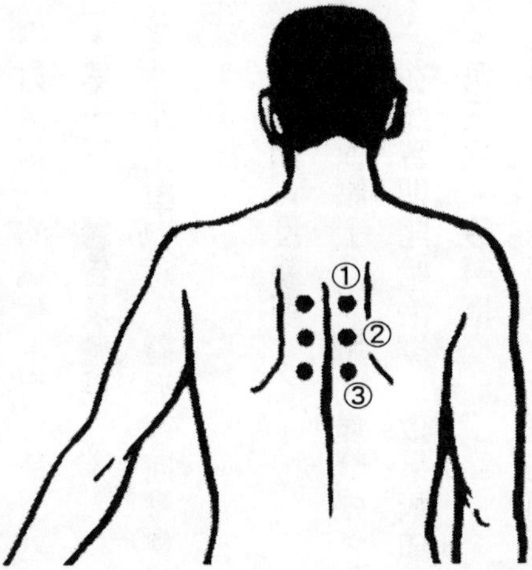

①肝熱穴
②脾熱穴
③腎熱穴

準備三個薑片，於沐浴後施行灸，每週二次。在不施行灸的日子裡，每天要以指按法刺激三分鐘。

力所侵襲。

如果想使身心健康地過日子，並且在激烈的生存競爭中獲勝，請務必牢記下面所提到的三個穴道。

對壓力有效的穴道是，位於背部的肝熱穴（第五胸椎棘突起旁邊〇．五寸的地方）、脾熱穴（第六胸椎棘突起旁邊〇．五寸的地方）、腎熱穴（第七胸椎棘突起旁邊〇．五寸的地方）。這些穴道都能夠調整身體的狀況，對消除壓力很有效。

除施行灸的方法外，若再用指壓或牙籤治療法來加以刺激，效果更佳。

神經衰弱——能使心情變愉快的巨闕俞穴、風岩穴

由於壓力反應而表現出心理方面異常的各種症候，稱為神經衰弱（神經症）。現代醫學也不容易發現其異常，是一種很難治療的疾病。

其症狀可分類如下：

(1)不安神經症

懷抱著某種不安感，心情始終無法穩定。情緒高昂時，心跳彷彿要停止一般，會懷有死亡的恐懼。經常躲在家中，對外出有恐懼感。

(2)心氣症

身心經常處於悶悶不樂的狀態，一有事情發生，就會感到頭痛、肩膀僵硬、疲倦、焦慮不安。

(3)強迫神經症

即使是芝麻小事也很擔憂，始終無法置之腦後，而且愈想忘記反而愈忘不了。

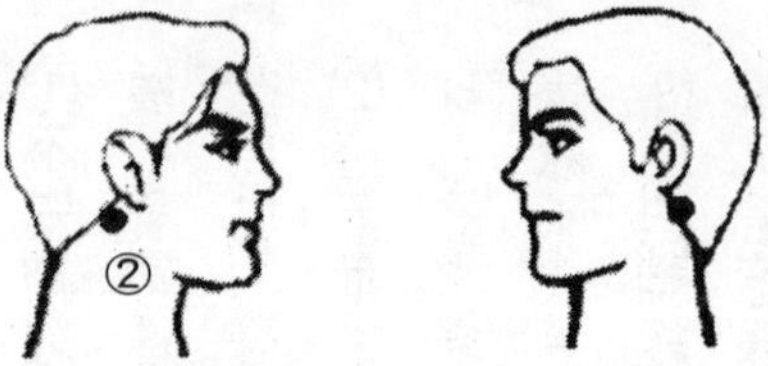

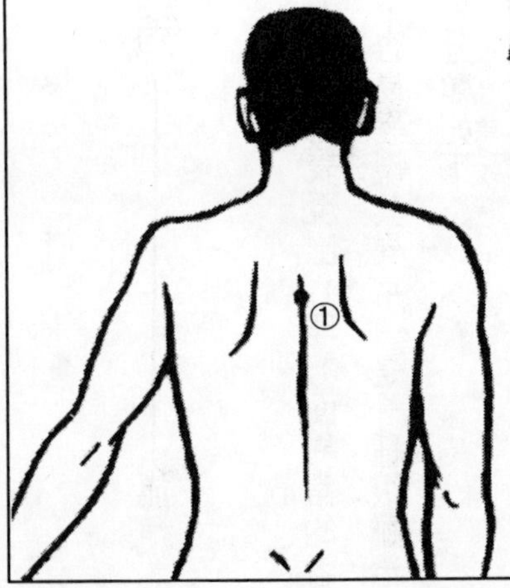

①巨闕俞穴——準備三個幹艾，隔日施行灸一次。並且，每天以指甲指壓刺激三分鐘。

②風岩——每晚就寢前，以指甲指壓，一次五秒，反覆施行七次。

對於平常從未考慮過的事情，往往會突然的擔心起來，並且會鑽牛角尖。

(4)歇斯底里

會因為神經性的原因而全身痙攣、眼睛模糊。也會毫無理由的感到強烈的不安而大吵大鬧。非常孩子氣的態度經常可見，喜好華麗的事物，並且很任性。

以上四種型態的神經衰弱症，都是從強烈的不安感開始。

這是現代醫學最感頭痛的神經性疾病之一，但卻是中國醫學最拿手的領域。

能消除神經衰弱症狀（不安感

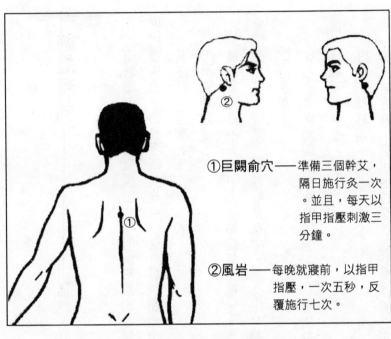

）的穴道，是巨闕俞穴和風岩穴。

巨闕俞穴位於第四胸椎上。在此穴道施行灸，可以改善身心的失調，使氣、血充實，消除不安感。

風岩穴是位於耳垂下面，亦即腮骨稍微上面的地方，用手壓時會有壓痛感。以拇指的指甲用力壓此穴道，然後對其周圍加以按摩，心情就會變得很愉快。

失眠症——使進入甜蜜夢鄉的安眠穴、失眠穴

睡不著、不安、憂鬱等狀態，在中醫學上都被認為是屬於「氣停滯」的現象。氣若停滯，則身體的活動會無精打采，脈搏的狀態也較沈重，而引起消化機能異常。

人的氣，除支配全身的「元氣」之外，還有和五臟有關的氣。全身的氣衰弱、停滯時，會引起水滯或血滯，而發生各種神經症狀。

從現代醫學來看，失眠的情形中，有許多是因壓力而產生的神經性失眠。但因

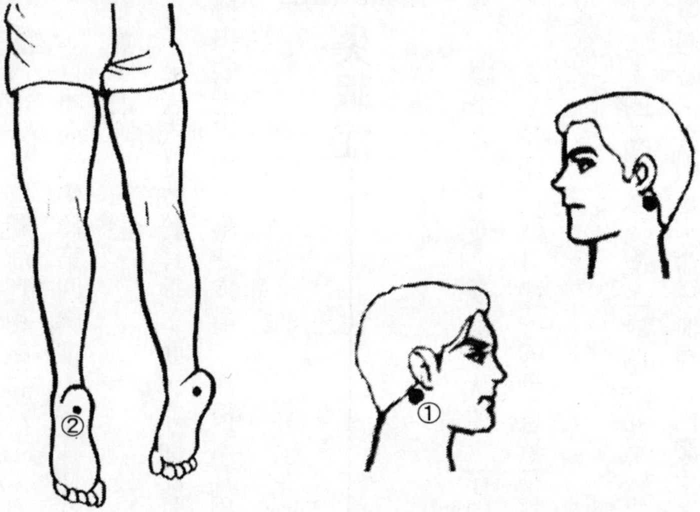

①安眠——每晚就寢前，以指按法加以刺激。

②失眠——沐浴後，以拳頭輕輕的敲打二十次。

高血壓、腦動脈硬化症而造成的失眠，只要消除病因就會自然痊癒。

現代真可說是一個容易造成失眠的時代，有不少人因壓力而患失眠症，陷入苦惱之中。

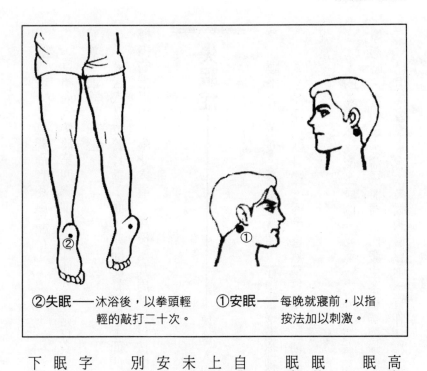

不安感或失眠，大多是起因於自我的幻想。例如，有很多人實際上已睡很久，卻總覺得自己好像從未睡著。因更年期障礙而引起的不安或失眠，在某一段時期會突然特別嚴重，這種例子時常可見。

在耳朵下面的安眠穴，正如同字義所示，確實可以使人舒適的安眠。指壓這個穴道，精神就會安定下來，心情也會變得舒暢。此外，對神經痛、神經症等也很有效。

在耳朵下面的周圍，一邊揉一邊用力壓，效果更佳。

失眠穴是位於腳根部的正中央。以拳頭或牙籤加以刺激，就可以消除不安感而進入甜蜜的夢鄉。

憂鬱症——能培養精神耐力的濁浴穴、虎邊穴

每個人的心情都會有某種程度的起伏。雖然平常或多或少會有起伏的變化，但依舊能夠保持平衡，過著有規律的生活。但是，起伏如果太大而變得很憂鬱，早上一想到要起床，全身就覺得很慵懶，一想到工作則更提不起勁，不久甚至會有自殺的念頭——這就是憂鬱症的狀態。

憂鬱症的狀態約可分為二種，前述的症狀都是二者所共通的症狀。第一種是，因工作或考試失敗、失戀等，心理上受到打擊而引起的。另一種則無明顯的原因。也有人只因患了感冒就陷入憂鬱的狀態。

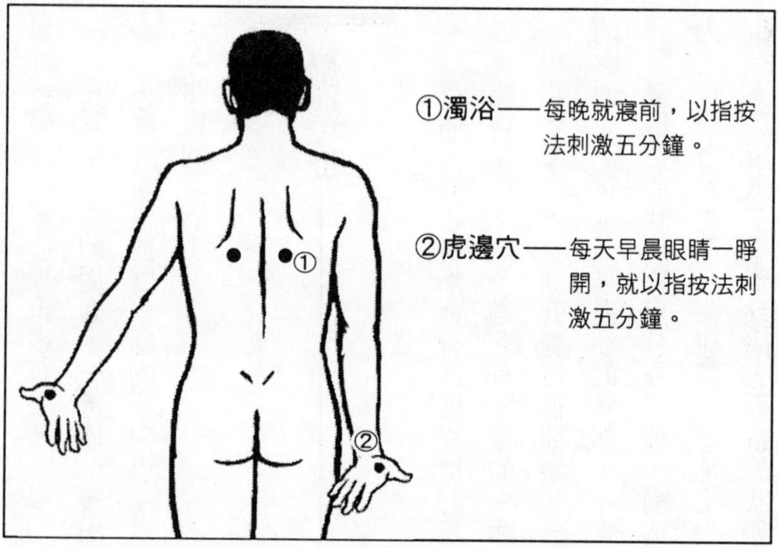
①濁浴——每晚就寢前，以指按法刺激五分鐘。
②虎邊穴——每天早晨眼睛一睜開，就以指按法刺激五分鐘。
①
②

第一種的外因性情形，只要將原因解決，那麼，心中的傷痕就會隨著時間的經過而消失，比較容易治療。

第二種的內因性情形，大部分是先天就擁有這種性質，可說是遺傳性的症狀。

這種症狀，在以往大致都是二十歲前後才會出現，但近來中年人的憂鬱症也頗受重視。因職務的調動、搬家、工作的壓力、環境的變化等，無論是薪水階級或經營者，大多數的中年人也會對工作或人際關係感到煩惱。目前最重要的是，趁早想出解決之道，一旦發現自覺症狀就立刻加以治療。

有效的穴道是濁浴穴和虎邊穴。

濁浴穴是位於背部中心的第十胸椎左

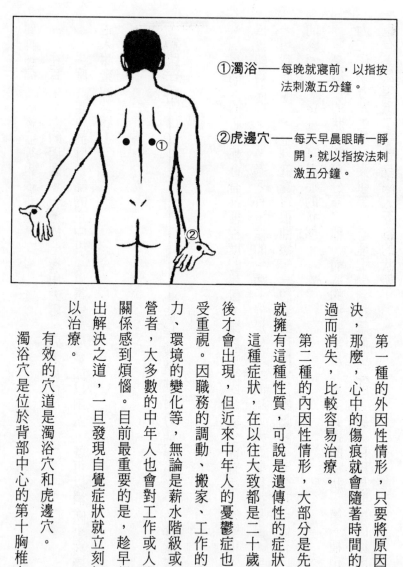

右約二・五寸的地方。以指壓或牙籤加以刺激，或是配合蒜頭片來施行灸，身體就會恢復精氣而脫離憂鬱的狀態。

虎邊穴是位於兩手的拇指的根部。心情不佳或早上無法按時起床的人，只要交互揉捏虎邊穴，就能夠很快的起床。

慢性疲勞——能使全身充滿活力的痞根穴、梅花穴

現代醫學有所謂的「疾病」，中醫學上則有「五勞」（五臟的疲勞）、「六極」（六腑的疲勞）、「七情」（精神的疲勞）、「虛勞」（因過度疲勞而心力交瘁）等術語和它相對應，都是屬於慢性疲勞的症狀。

肺機能因氣不足（氣虛）而受到侵害，引起呼吸器官的機能降低、水的代謝障礙，這種情形影響到全身時，會發生慵懶或嚴重的疲勞感。

現代醫學也認為慵懶、容易疲勞，是所有疾病的初期症狀，因此，不可掉以輕心。尤其是肝炎、腎炎、糖尿病等慢性病或癌症，也經常會出現這種症狀。

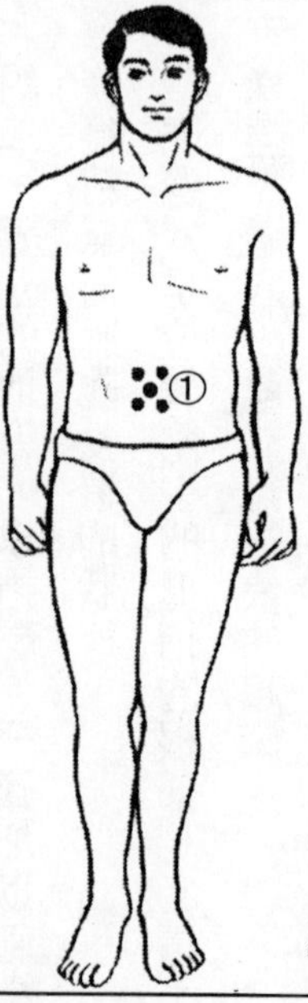

二個穴道都要準備三個薑片，每週施行灸二次。然後分別在：

①梅花——一邊用力呼吸，一邊以拳按法每天刺激三分鐘。

②痞根——每天以指按法刺激三分鐘。

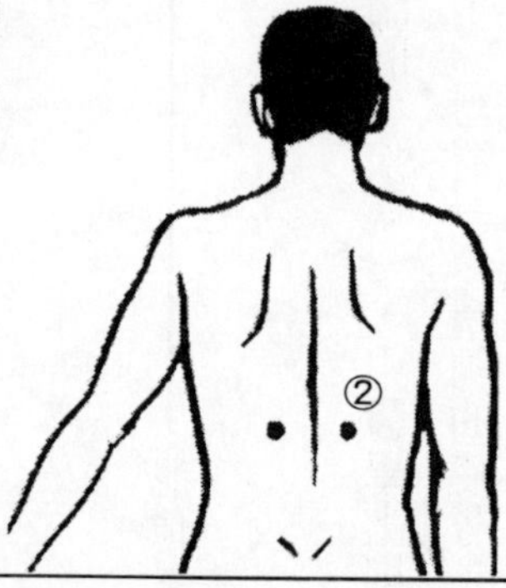

如果疾病是因慵懶或疲倦而引起，只要消除病因，症狀自然就會減輕。

一般而言，形成慵懶或疲勞感的原因如下：

(1)工作太繁重而消耗體力，且氧氣或營養的補給太少。

(2)血液的供給不符體內所需要的量。

(3)營養素的分解物無法順利的輸送到全身。

大部分的情形，都是因過度疲勞或睡眠不足而引起的。

痞根穴（位於第一腰椎棘突起左右約三．五寸的地方）能夠治癒

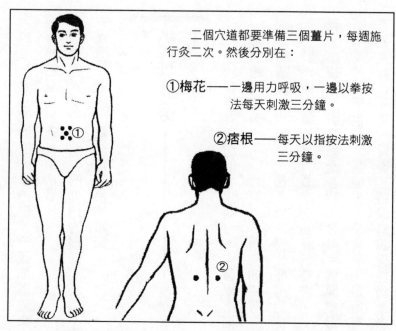

肝臟疲勞、脾臟肥大、胃炎、腸炎、腰痛，同時也能夠使消化機能恢復正常、養足精力。

梅花穴是位於心窩下面，共有五個穴道聚集在那裡。

梅花穴能使血液循環良好，又可以洗淨體內的老化廢物，使身體的新陳代謝暢通，消除久治不癒的疲勞或慵懶。

自律神經失調症

——能使集中力再生的腦清穴、額中穴

有很多人經常會抱怨精神無法集中，而且感覺頭部很沈重。當疲勞或精神上的壓力太大時，誰都可能會陷入這種狀態，一般稱之為自律神經失調症，也是現代病的一種。

這種症狀與年齡無關，但仍以中年人居多。人際關係或工作上、家庭上的煩惱積壓久後，情緒會變得不安，荷爾蒙也會失去均衡，而變成自律神經失調症。

中國醫學有句話說「憂鬱傷脾」，這表示心中有所掛慮或不安時，脾臟會受到

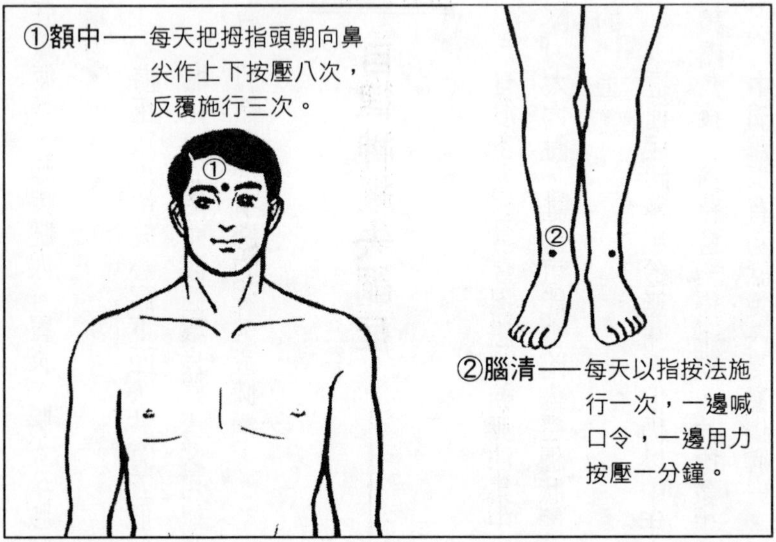
①額中——每天把拇指頭朝向鼻尖作上下按壓八次，反覆施行三次。
①
②
②腦清——每天以指按法施行一次，一邊喊口令，一邊用力按壓一分鐘。

傷害。

脾臟受到傷害時，會因血液停滯而產生瘀血和水毒。其影響是，四肢冰冷、全身產生倦怠感、出現浮腫、心情愈來愈煩悶、喪失集中力、工作不順、焦慮不安、悶悶不樂。

由於脾臟和胃有表裡一體的關係，所以自律神經失調症很容易併發胃炎、胃潰瘍。

肝臟和膽囊的機能受到傷害時，也會對脾臟造成不良的影響。這稱為氣虛，會變得喪失元氣。

喪失集中力，氣力無法充實，頭部感到沈重時的特效穴道是腦清穴和額中穴。

額中穴是位於雙眉的中心，除依照附

圖的說明加以刺激外，配合蒜頭片來施行灸也很有效。頭部沈重的不快感，很快的就會消失。

腦清穴是位於兩腳踝上，能使荷爾蒙分泌正常，調整身體的情況。

身心症——能消除欲求不滿和不安感的屈陽委穴、無名穴

因壓力而產生的疾病，除在心理方面會出現神經衰弱的症狀外，還會在身體上出現症狀，這稱為身心症。

身心症是心理上的負面結果，它會使身體的各部位產生異常。例如，心中有很大的苦惱時，就會引起胃潰瘍或圓形脫毛症。其症狀可分類如下：

(1)皮膚病——圓形脫毛症、神經性皮膚炎、皮膚癢、多汗症等。

(2)胃腸病——胃潰瘍、十二指腸潰瘍、打嗝、慢性胃炎、食慾不振、原因不明的便秘或下痢、腹痛、多屁、黏膜便等。

(3)心臟、血管的疾病——狹心症、高血壓、偏頭痛、脈搏不整等。責任感過重

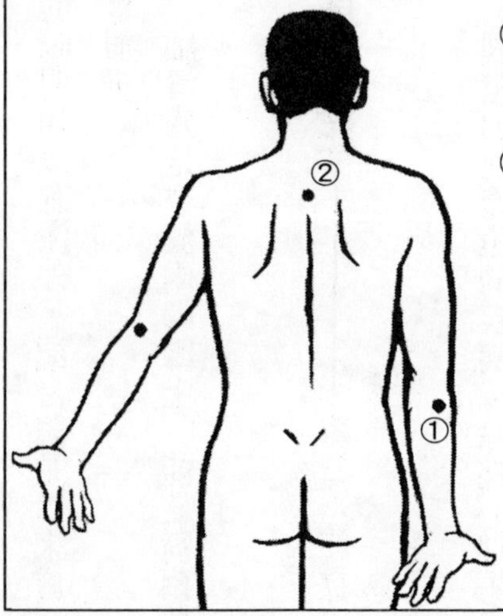
①
②
①屈陽委——每天以指甲指壓刺激五次。
②無名——準備三～五個幹艾，隔日施行灸一次。然後每天以指甲指壓刺激一分鐘。

、充滿野心、經常感到焦慮和緊張的人，特別容易引起狹心症；而攻擊型或脾氣暴躁的人，則較容易患高血壓症。

(4)內分泌的疾病——巴塞杜氏病、糖尿病等。

(5)泌尿器、生殖器的疾病——性無能、月經異常、不感症、頻尿、夜尿症等。

身心症的症狀雖然很多，但患者本身並不容易自覺，所以，診斷較困難。

重視問診的中國醫學，不但能夠判斷出身心症，而且也能將它徹底根治。

身心症的穴道是屈陽委穴和無名穴。

屈陽委穴是位於手肘彎曲時，外側肘關節橫紋頭稍外面的凹陷部。以指甲指壓或牙籤加以刺激，壓力、不安、欲求不滿就會消失。

無名穴位於第二胸椎上，以灸療法更為有效。這個穴道也有紓解壓力的功效，並且能夠消除發生在身體上的各種症狀。

胃痛——對所有的疼痛都有效的胃樂穴、龍頷穴

胃是人體各種臟器中最強韌的器官之一。因為它是利用強酸來消化各種食物，當然必須很強韌，但胃若碰到強烈的壓力時，也會以出血等反應示警。

現代醫學認為胃痛、食慾不振、嘔吐等症狀，大多是因自律神經系統的失調，而造成腹部臟器的緊張或收縮異常。

中醫學上認為胃痛是因氣停滯而引起的。

氣的停滯，大部分是因精神上的壓力，或感情的抑壓所造成的，像這種與精神情緒有關的症狀，稱為肝氣瘀血。這種狀態如果持續太久，就會引起胃痛。當然也有不少的情況是因沒有節制所引起的。

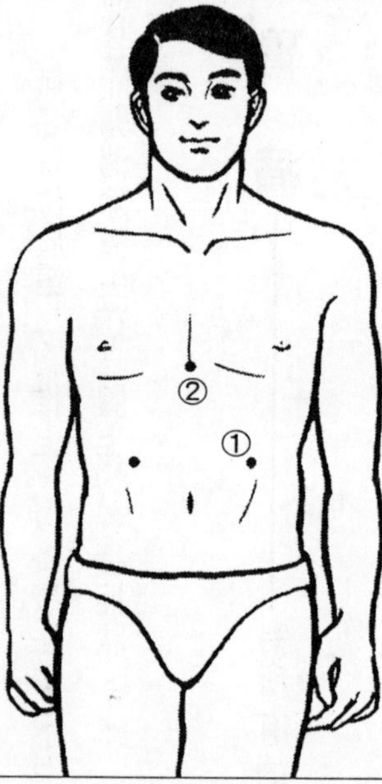

①胃樂——在肋骨前端，順著心窩到胃樂穴，來回的用四指加以揉捏刺激，一直作到不痛為止。

②龍頷——每天以拳按法，一邊用力吐氣一邊加以刺激，施行十次。

因壓力所引起的胃痛是屬於第一期症狀，亦即警告反應期。假如能早日克服壓力，就不會發展為第二、三期的嚴重症狀。若在這個時期懶於治療，就會變成瘀血狀態，治療也比較困難。

對胃痛的症狀有效的穴道是胃樂穴和龍頷穴。

胃樂穴是位於肋骨前端，如同字義所示，它對於所有胃痛的症狀都有效，尤其是壓力性的胃痛等，在短時間內就可以消除。

龍頷穴位於心窩的稍上方，能夠治好自律神經失調，使精神恢復安定。

推拿這二個穴道，胃痛很快就會消失，精神也會安定下來。

胃潰瘍、十二指腸潰瘍——能止血和消痛的潰瘍穴、食倉穴

有人說：「胃是看不見的臉」。生氣或吃驚時，胃壁會充血泛紅；緊張狀態持續的話，胃部也會緊張，胃壁會糜爛，甚至會出血。

過度失望時，胃也會隨著失去血氣而變得很蒼白。其結果是，幾乎無法分泌消化液，進而引起食慾減退。反之，生活愉快時，胃會呈現美麗的粉紅色，活潑地活動著。

容易出現胃潰瘍或十二指腸潰瘍的人，大部分都是受到欲求不滿、人際關係或工作上的問題、不安感、失望、經濟上或家庭上的顧慮等的壓力影響而發生的。

壓力少又樂觀者的人，似乎不太會發生潰瘍的症狀。

依據年齡來看，患者以三十～五十歲層的人較多，但最近也有不少人從二十多歲就開始發生。

若將胃潰瘍或十二指腸潰瘍置之不理，胃或十二指腸會產生破洞，有引起衝擊性出血的危險。

下列是潰瘍的症狀：

●疼痛

無論是胃痛或十二指腸潰瘍，心窩部分都會疼痛，而且疼痛和飲食的時間有很密切的關係。胃潰瘍在飲食後會立刻疼痛，有的是在飲食後一個小時就開始疼痛。相反的，十二指腸潰瘍是飲食後經過數小時，亦即食物尚留在胃中就會開始疼痛。

當胃部變成空空的，或是到夜晚才會開始疼痛。

●胃有沈重感

有消化不良或胃部不適等的自覺症狀時，也會發生潰瘍。

●嘔吐

十二指腸潰瘍的特徵之一是很會嘔吐。那是因胃的幽門部變狹窄，使得食物不容易通過而造成的。

●出血

所吐出的血都呈咖啡色。血液若是混入糞便中，則糞便會變成黑色。

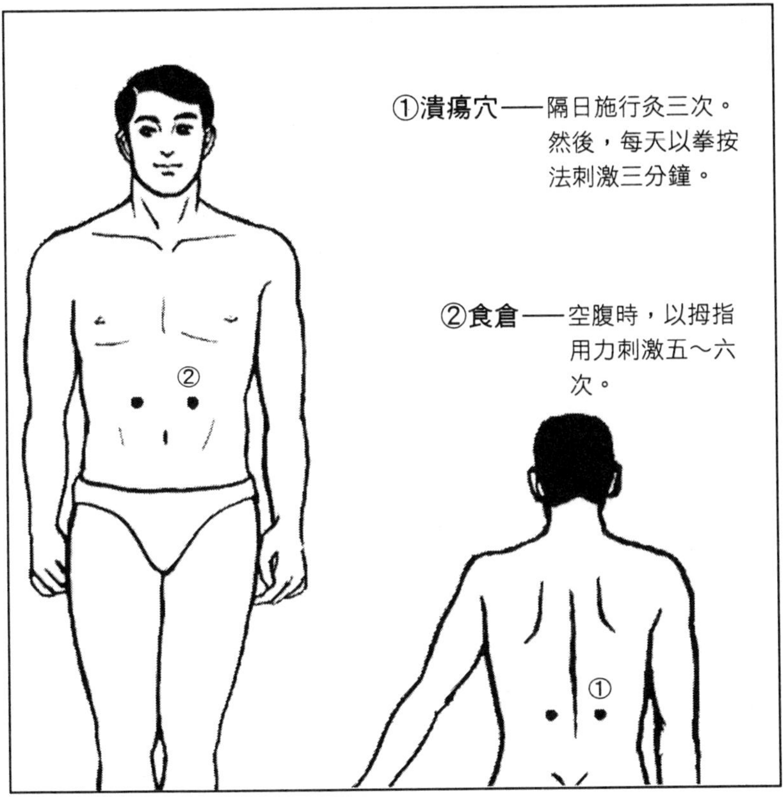
①潰瘍穴——隔日施行灸三次。然後，每天以拳按法刺激三分鐘。
②食倉——空腹時，以拇指用力刺激五～六次。
②
①

只要能使氣、血充實，戰勝壓力，就不易發生胃潰瘍、十二指腸潰瘍。不過，在現代緊張忙碌的社會狀況下，任何人想要抱持著堅強的心情都是很困難的；愈想要抱持著堅強的心情，壓力反倒增大。

所以，早期發現早期治療才是維護健康的主要關鍵。

對胃潰瘍、十二指腸潰瘍有效的穴道是，潰瘍穴和食倉穴。

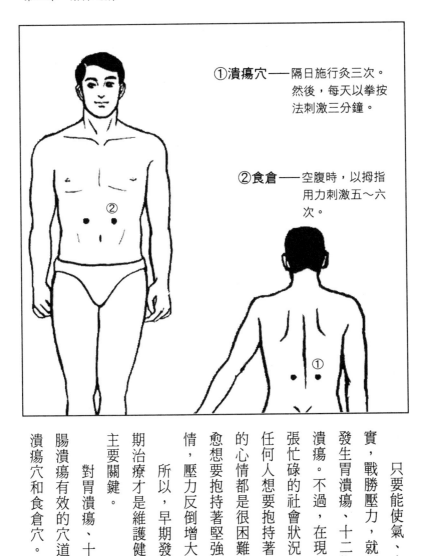

潰瘍穴位於背部的第十二胸椎左右約五寸的地方。在此穴道，配合蒜頭片施行灸，然後再好好的揉壓就有效。

食倉穴是位於心窩下面靠近肋骨脇腹的地方，共有二個，以拇指用力指壓就會發揮很大的效果。

圓形脫毛症——能使毛髮再生的四神聰穴、健腦穴、防老穴

圓形脫毛症是因皮膚的營養神經障礙而發生的，以頭髮部分會產生圓形禿頭為典型，其他如腋毛、陰毛等，有時也會脫落。除病變的部分外，其周圍毛髮的固著力也會變弱，很快的就跟著脫落。

如同在身心症一節所說明的，大多是因壓力或強烈的衝擊而引起的。

一位陳先生少年得志（三十三歲），自從被擢升為主任以後，每天日夜不停的工作，身心俱疲。於是每晚就寢前都要喝一些酒，想藉此來紓解壓力。有一天，他卻突然發現側頭部有一處十元硬幣大小的禿頭，後來更慢慢的擴大而變成直徑五公

①**四神聰**——用五指抓捏般的加以刺激三十次。

②**防老**——以指按法加以刺激一分鐘。

③**健腦**——以拿法加以刺激五分鐘。

<三者每天都要施行二次>

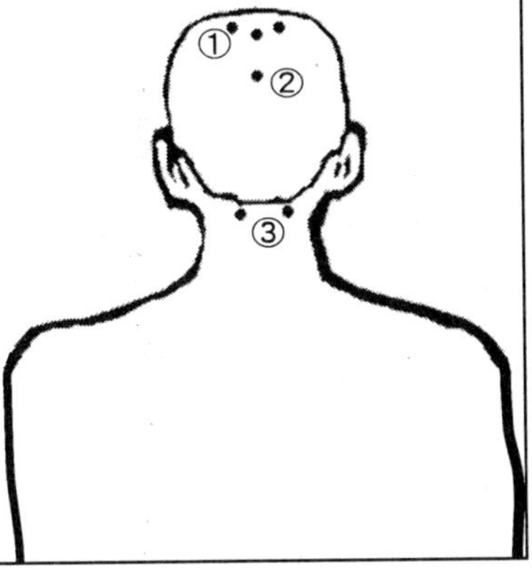

分大的禿頭。

他對此感到很害羞，因此，每天戴著帽子上班，又由於誤信「圓形脫毛症會自然痊癒」這句話而置之不理，結果經過半年仍未見好轉。於是才到皮膚科醫院，接受紫外線和藥物治療，但是依舊無效。他對此感到非常失望和煩惱。

後來他經人指點，改用自家療法，約經過半個月，毛髮就開始長出。如今，毛髮已經完全恢復原貌，他也很愉快地繼續工作。

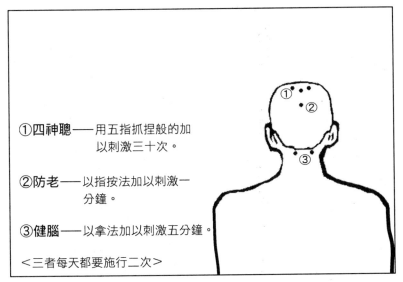

對圓形脫毛症有效的穴道是，四神聰穴和健腦穴、防老穴。

四神聰穴位於頭頂部的周圍，共有四個，除附圖所示的方法之外，也可以用牙籤加以刺激。

防老穴位於頭頂和脖子的連線上，用力指壓就有效。

健腦穴位於後頸髮際邊緣的二側，可以用拿法或牙籤束加以刺激。

中國醫學稱圓形脫毛症為「鬼剃頭」或「油風」。其原因是外因之一的風邪侵入頭部。換言之，當頭部的某處有弱點時，邪氣就會集中在那裡，而引起毛髮脫落，並導致部分的皮膚或皮下組織腐朽而壞死。

有這種狀態時，只要在四神聰穴、健腦穴、防老穴用力按壓，就可以使頭髮再生。

健忘、記憶力減退——能強化腦細胞的防老穴、腦清穴、新識穴

會說：「我最近經常把東西遺忘了。」的人，表示他已經開始踏入任何人都會經歷的老化階段。頭腦再優秀的人，總有一天也會面對它，這是絕對無法避免的。

人的腦約有一千億個細胞，但是，人實際使用的腦細胞只是其中的二～五％而

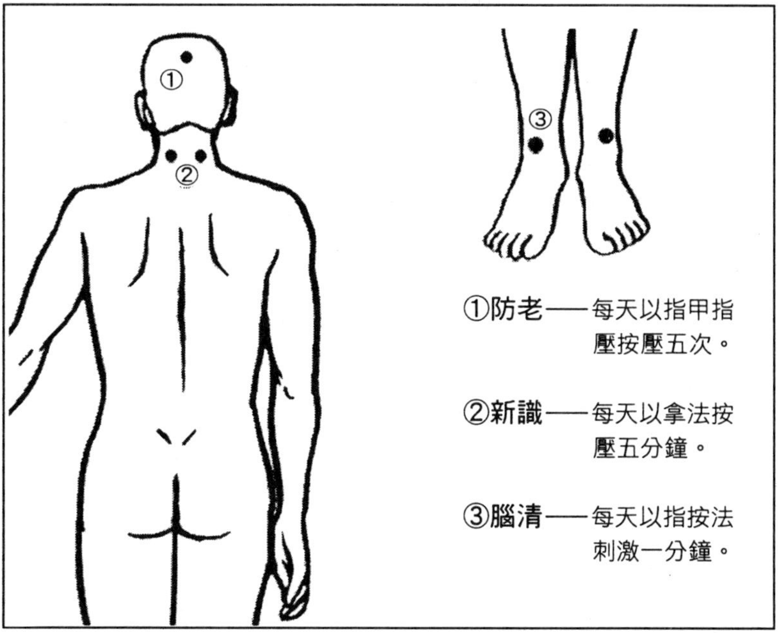
①
②
③
①防老——每天以指甲指壓按壓五次。
②新識——每天以拿法按壓五分鐘。
③腦清——每天以指按法刺激一分鐘。

已。而人一到十八歲以後，腦細胞就會日漸的減少，且其數量頗為驚人，據說每一天約減少了三～五萬個。因此，隨著年歲的增長會健忘或記憶力減退，乃是極其自然的現象。

在腦的功用中，記憶力是由大腦的側葉頭（太陽穴下面）所主宰的。記憶力的減退在四十多歲就開始，到五十多歲則加速的衰退。腦細胞的死滅，也會因睡眠不足、過度疲勞、壓力太大、不規律的生活等而加速進行。

欲使這種老化恢復正常機能，現代醫學目前仍然缺乏有效的對症療法，唯有利用中醫學上的回春法才有效。這種回春法，能夠使即將死亡的腦細胞活性化起來。

防老穴、腦清穴、新識穴等，能夠防止老化、清淨腦部的血液、刺激大腦皮質的側葉頭、防止健忘和記憶力減退，是能夠強化腦細胞的新奇穴道。

防老穴位於頭頂部稍靠近後頭部的地方，若以牙籤加以刺激，會稍有疼痛感。

新識穴是位於脖子中央部的兩側，可以用拿法加以揉壓。

腦清穴是位於兩腳的腳踝上，可用拇指腹用力按壓。

自閉症——能開啟封閉的心扉的啞穴、天靈穴

自閉症的特徵之一是，極端的厭惡人際關係而陷入孤獨的狀態。例如，自閉症的兒童，對自己的母親也不想打開心扉。一般的小孩很快地就會對玩具類感興趣，而自閉症的兒童卻對此毫不關心，並且對於周圍人們的活動也漠不關心，始終關閉在自己的世界裡。因此，其語言能力的發達也較為遲緩。

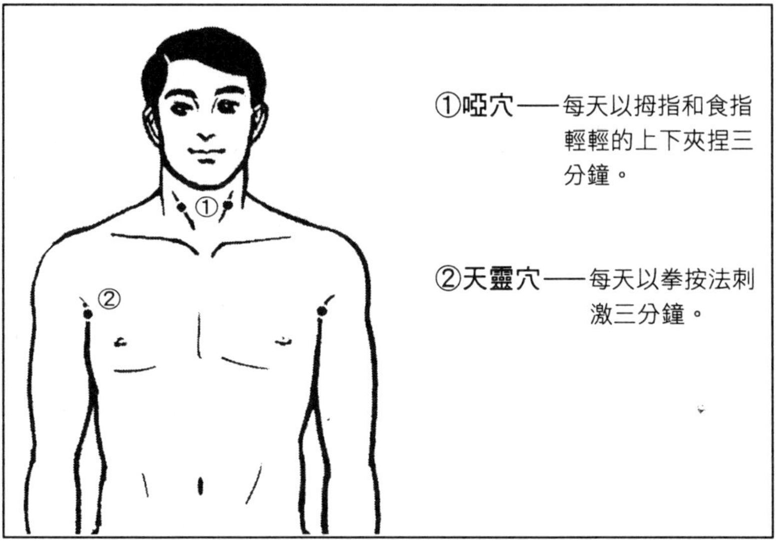
①
②
①啞穴——每天以拇指和食指輕輕的上下夾捏三分鐘。
②天靈穴——每天以拳按法刺激三分鐘。

另一項特徵是，不願適應環境，非常頑固的要貫通自己的意志。

這是一種無法與人交往，而只活在自己世界裡的疾病。自閉的程度較嚴重者，會陷入精神薄弱的狀態。

中醫學上對自閉症的看法，是相當於「憂鬱症」、「心悸」、「失眠」、「虛損」、「遺精」等。

這是因心、肝、脾、腎等臟器的「氣」變虛弱，或是失去均衡而發生的。

腎機能異常時，心的作用會高昂，肝臟的作用也會亢進，結果將引起自閉症。若感情受到壓抑，將使肝臟的機能異常，對情緒或自律神經系的活動也會產生不良的影響。

現代醫學目前尚無確切的治療法，因此，有自閉症兒童的家庭，無不陷於苦惱和難過的生活狀態中。

對自閉症有效的穴道是啞穴和天靈穴。

啞穴是位於前頸部喉結下面的二側。天靈穴是位於兩臂的腋下。

這二個穴道，都要慢慢的用力施行推拿治療。因為症狀較特殊，無法產生立竿見影的效果，但全家人應該經常注意與患者溝通，耐心的持續治療。

第三章　消除苦不堪言的煩惱

偏頭痛——能緩和劇痛的耳尖穴、魚尾穴

偏頭痛，是一邊的側頭部會產生發作性的劇烈抽痛。有時也會在兩側或後頭部產生抽痛，但仍以左側居多。疼痛大多約二～三小時就會消失，在這一段時間內，不會有其它部位的頭痛。

偏頭痛在尚未開始疼痛以前，會先出現眼睛刺痛、身體慵懶、心情不愉快、視力減退、噁心、目眩、耳鳴等症狀。

發作前，頭部血管會收縮；發作時，則會因擴張而疼痛。可見頭部的血管擴張與偏頭痛的發生，有很密切的關係。

會引起頭部血液循環異常的「疼痛的物質」，目前正在研究當中，其原因似乎是在於過敏性物質。

偏頭痛在工作中，或就寢前後的一、二個小時也會突然的發生。

除過敏性物質這個原因之外，精神上和肉體上的疲勞也很容易引起偏頭痛，其

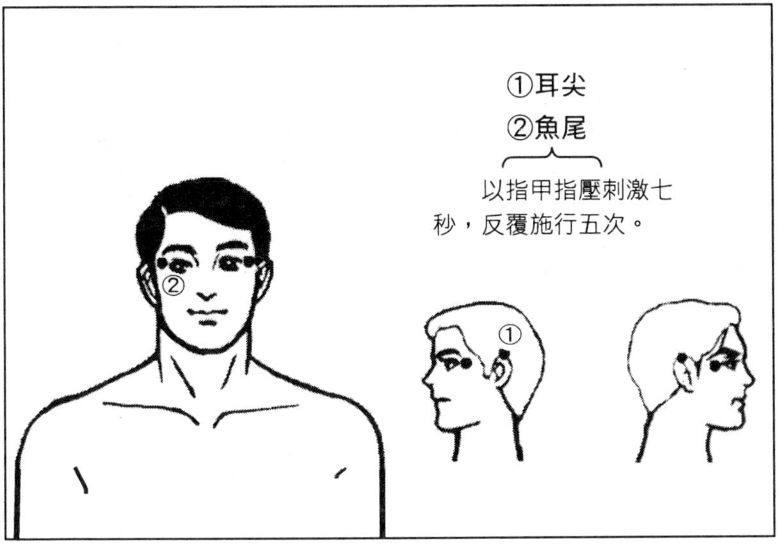
①耳尖
②魚尾
以指甲指壓刺激七秒，反覆施行五次。
②
①

中大多發生在午後較疲勞的時候。

中醫學上認為頭部乃是「精神之府」非常的重視。

頭部因外因或內因而受到侵犯時，精神的機能會阻塞，精力之源的氣、血也因停滯而疼痛起來。

能夠緩和偏頭痛的穴道，是位於耳朵上面的耳尖穴和眼尾附近的魚尾穴。

無論那一個穴道，都能使引起偏頭痛的原因——頭部的血液循環正常化，適當的壓制血管擴張，消除激烈的疼痛。

以指甲用力指壓這兩個穴道，也會產生令人滿意的效果。

眼睛疲勞——能使眼睛生動活潑的目明穴、上明穴

很多人在讀書、做精細的工作或看電視時，因過度使用眼睛，使眼睛會覺得疼痛、糊模不清，而且感到脖子疼痛、肩膀僵硬。這種症狀一般都稱為眼睛疲勞。

擁有健康正常視力的人，如果徹夜不眠的看書，眼睛當然也會疲勞。因此，所謂的眼睛疲勞，應該是指比正常人更容易疲勞的一種症狀。

其原因是，血壓低的人患了近視、遠視、亂視、老花眼時，所配戴的眼鏡不適當之故。其他如眼睛的疾病、生活環境、神經系因子等，也有密切的關係。

眼睛疲勞而不設法加以治療，壓力會累積起來，有時甚至會引起其他的異常。

中國醫學認為「眼睛是由肝來主宰，五臟六腑的精氣都會貫注到眼睛，精力的路徑也都是屬於眼睛」。換言之，眼睛的狀態和五臟的機能關係密切。

眼睛疲勞、近視、遠視，是因肝臟和腎臟的津液（體液）不足而發生的。全身的氣衰退或減少時，肝臟和腎臟的津液就會不足，導致機能降低而傷害到眼睛。

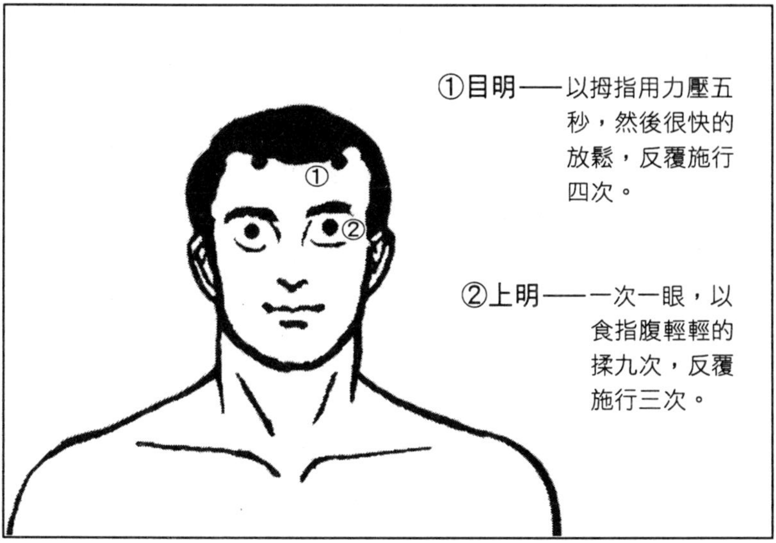
①目明——以拇指用力壓五秒，然後很快的放鬆，反覆施行四次。
②上明——一次一眼，以食指腹輕輕的揉九次，反覆施行三次。
①
②

經絡是氣血在體內流通的道路。多從眼睛周圍開始，結束於手指或腳趾，或是從手指或腳趾開始，結束於眼睛周圍。

能消除眼睛疲勞，使眼睛變得很澄清又明亮的特效穴是，目明穴和上明穴。

目明穴位於頭額的髮際，亦即在二個眼球的正上方。

上明穴是在上眼瞼的中央部。

按摩或指壓這二個穴道，都能夠消除眼睛的疲勞，調整身體的狀況。

老花眼——能恢復年輕人視力的魚腰穴、球後穴

老化的三大特徵是白髮、牙痛、老花眼。這些徵候到四十多歲就會日益明顯。如果覺得「最近在閱讀書報時，總感覺字體模糊不清」時，就必須覺悟老化已經降臨身上的事實。原本沒有老花眼的人，面臨這種殘酷事實時難免會十分驚訝。但也不必太感嘆，因為這是每個人都得面臨的一種經驗。

老花眼的典型自覺症狀是，看不清距離太近的書報的字體。因為年紀一大，眼球中的水晶體會喪失彈性，無法變化看近物時對準焦點所需的厚度。

世人都渴望能青春永駐又健康，但通常到四十歲前後就會出現老花眼的徵候。

能使老化現象之一的老花眼，恢復到年輕人的視力的穴道是魚腰穴和球後穴。對這二個穴道加以刺激後，失去彈性的水晶體會恢復豐富的彈性，而能夠以愉快的心情享受閱讀書報之樂。

魚腰穴是位於眉毛的中心部，恰好在眼球的上面。球後穴是位於眼尾稍下面的

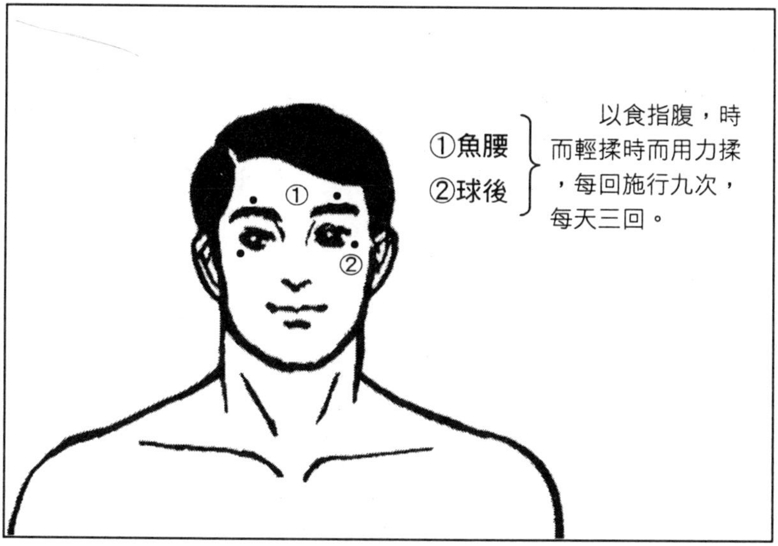
①魚腰
②球後
以食指腹，時而輕揉時而用力揉，每回施行九次，每天三回。
①
②

地方。

對這二個穴道可以慢慢的用力按摩，有時可用力指壓，效果將會倍增。

老花眼的發生是在四十～七十歲的階段。因此，若早期就開始培養刺激這二個穴道的習慣，就能常保青春永駐。

重聽——使脫離重聽之苦的醫聾穴、聽響穴

重聽，可分為傳音性重聽、感音性重聽、騷音性重聽等三種。

傳音性重聽是外耳道、鼓膜、中耳、耳小骨等，其中之一發生障礙所引起的。

感音性重聽是，蝸牛器官、聽神經及

中樞等的情況不佳時引起的，亦稱為內耳性重聽。有時也會因病源菌感染，而變成感音性重聽。

因內耳的疾病而引起的重聽，大部分都無法藉手術或藥物而治癒。

工作場所的音量很大的人，較容易患騷音性重聽，其原因是，蝸牛內神經末端部分產生障礙。

此外，流行性耳下腺炎，會發生在某一邊的耳朵；而痲疹會發生在兩個耳朵。

老人性重聽，乃是內耳、聽神經的老化現象所引起的。

而心因性重聽，乃是精神上受衝擊或患有歇斯底里般的疾病時，縱然中耳、內耳並無異常，但是卻會變成完全聽不見。

如同古籍上所寫的「腎氣通耳，腎和、則耳朵就能聽見五音」，中國醫學強調耳朵和腎臟有極密切的關連。

因此，耳朵的疾病應從腎虛的治療開始著手才是根本之道。

重聽的特穴是，醫聾穴和聽響穴。

醫聾穴位於耳朵後面的根部，是非常重要的穴道。這個穴道能夠治癒中耳炎和重聽。

①醫聾
②聽響
以指甲指壓七秒，休息三秒，連續實行五次，每天三回。

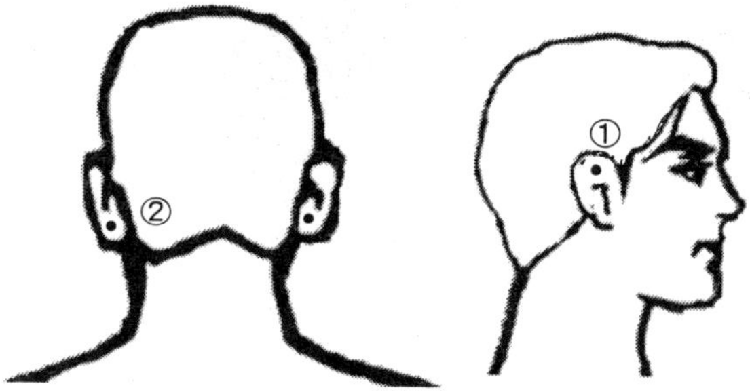

聽響穴位於太陽穴和耳朵的接點，不僅能治癒感音系（內耳的神經障礙），也能治癒所謂的不治之症的內耳性重聽。

以指甲用力指壓這二個穴道數次，就能夠脫難重聽的苦海。

耳鳴——消除不悅耳鳴的亞鳴穴、通耳道穴

耳鳴實在令人非常不愉快，會使人喪失對事物的集中力，終日陷於焦躁不安的狀態中。這是低血壓症的人較容易產生的併發症。

耳鳴大多在精神性疲勞時發生，當家中有令人傷心的事，或是持續的工作不順

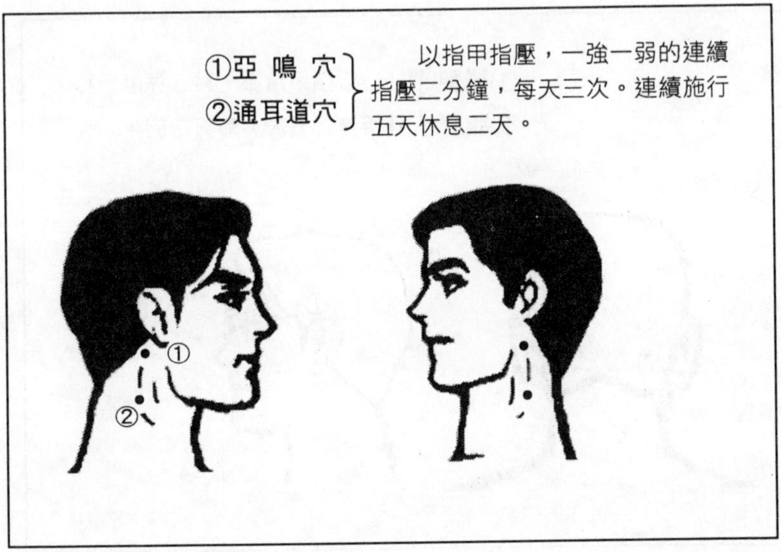
①亞 鳴 穴
②通耳道穴
以指甲指壓，一強一弱的連續指壓二分鐘，每天三次。連續施行五天休息二天。
①
②

遂，加上用腦過度，以致夜晚失眠時，兩耳就會感覺有耳鳴的聲音。

耳垢附著在鼓膜而引起的耳鳴，會有「沙沙」的聲音。

藥物的副作用所引起的耳鳴，是因注射鏈黴素、抗生素而引起的，這種耳鳴不久就會傷害到鼓膜。

重聽時的耳鳴，可能是因急性或慢性的滲出性中耳炎、耳疱疹等所引起的。

此外，若聽力惡化、耳鳴會愈來愈大聲，則是耳硬化症。

如同前節所說明的，中醫學上認為耳朵和腎臟關係極為密切。其他如因激怒、傷心、恐怖等，氣的功能突然惡化而發生的；或是因過度肥胖，導致毒素比平常積存更多，自律神經過分亢進，而引起耳朵失調。

此外，飲食沒有節制或過度疲勞，導致脾臟和胃的機能降低，無用的廢棄物積存起來也會發生耳鳴。

能夠很快的消除不悅的耳鳴，是亞鳴穴和通耳道穴。

亞鳴穴位於耳朵後顒的上面，加以指壓就能消除耳鳴。

在亞鳴穴稍下面的通耳道穴，能夠消除因精神不安定而引起的耳鳴，迅速進入夢鄉。

牙痛——能迅速消除難受疼痛的地合穴、齒痛穴、容後穴

有些牙痛是因齒槽膿漏或三叉神經痛（顏面神經痛）所引起的，但大部分是因蛀牙而引起的。

蛀牙的初期，牙齒外側的珐瑯質會受侵蝕。在這個時期還不會感覺疼痛。

如果在尚未感到疼痛的初期就能發現蛀牙，只須將已蛀蝕的珐瑯質除掉，在缺

損的部分加以填補，即可阻止蛀牙的惡化。

若是置之不理，則蛀牙會逐漸惡化，導致內部的象牙質也被侵蝕。這時候，齒髓會受到影響而開始感覺疼痛。

尤其是對溫度的刺激，如遇冷水或冷空氣，會有特別強烈的疼痛感。疼痛也會持續一段時間。

齒髓的炎症會日趨嚴重，除冷水、冷空氣之外，對於酸、甜也會感到疼痛，當食物塞入蛀牙的洞時，就會引起劇烈的疼痛。

不久之後，即使未受到刺激也會產生劇烈的疼痛。這個狀態稱為急性單純性齒髓炎。

疼痛的程度越大，次數也更多時，就會變成像被針刺到一般的尖銳的疼痛。這時候，對熱的東西會有特別強烈的反應，疼痛也很尖銳，變成難以忍受的抽痛，並且會影響到臉部的半邊或耳朵、脖子。至此階段則稱為急性化膿性齒髓炎。

蛀牙惡化到齒髓時，牙科醫生就會把受傷的骨髓抽除（即所謂的拔神經），然後套上金冠。這樣，疼痛雖然緩和下來，但整個牙齒則會比以前更衰弱。

中醫學上把牙痛分為實熱和虛熱。

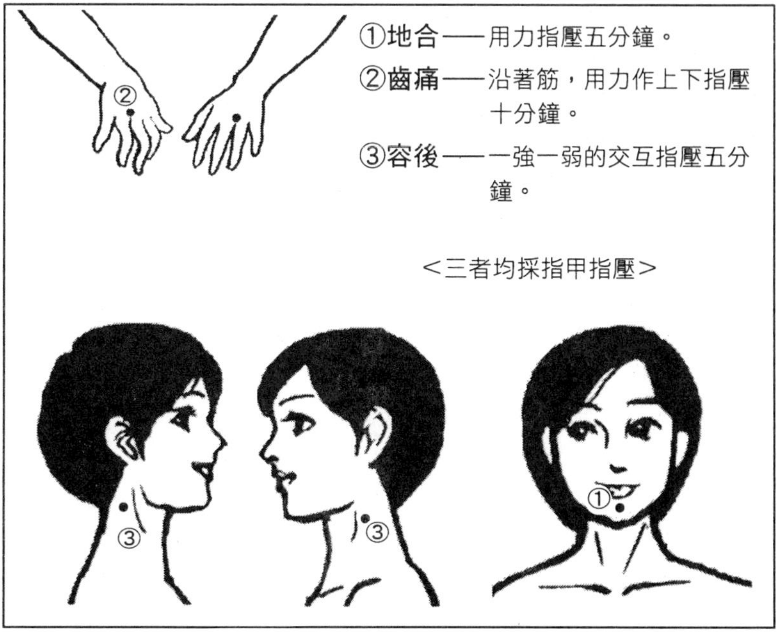
①地合——用力指壓五分鐘。
②齒痛——沿著筋，用力作上下指壓十分鐘。
③容後——一強一弱的交互指壓五分鐘。
<三者均採指甲指壓>
②
①
③
③

實熱是因為熱邪的侵襲而產生的炎症，亦即是因病源菌的感染、溫濕的環境、強烈的刺激等所引起的。

虛熱則是因血、水不足，導致腎機能失調而發生的；也有因營養不良或脫水、過度疲勞等原因而產生的。

能夠鎮靜牙痛的穴道是，位於下顎正中部位下面的地合穴，用力指壓五分鐘，具有戲劇性的效果。如果地合穴還不能消除疼痛，可用指甲指壓位於手背三、四指之間的齒痛穴，或位於脖子的容後穴，即會有驚人的速效。

口腔炎——能消除疼痛和口臭的上廉泉穴、夾承漿穴

口腔炎是口中黏膜炎症的總稱。

發病的原因是細菌或病源菌感染、藥物中毒、副作用等。此外，內科和皮膚科性的疾病所造成的口腔炎也不少。

因此，其症狀極多，大致可分為口瘡性口腔炎、黏膜炎性口腔炎、潰瘍性口腔炎。

口瘡性口腔炎的症狀是，口腔內產生半顆米粒大的黃色斑點，其周圍會發紅，然後逐漸的蔓延到舌頭前端、雙頰、牙齦等。一般而言，疼痛會很強烈，碰到食物會更加疼痛，遇到冷水也會很難受。

黏膜炎性口腔炎的症狀是，口中的黏膜，尤其是舌頭，會發紅而感到陣痛，口水多且會有口臭。

潰瘍性口腔炎則是前述二種口腔炎惡化所引起的，會因細菌侵入導致整個口腔

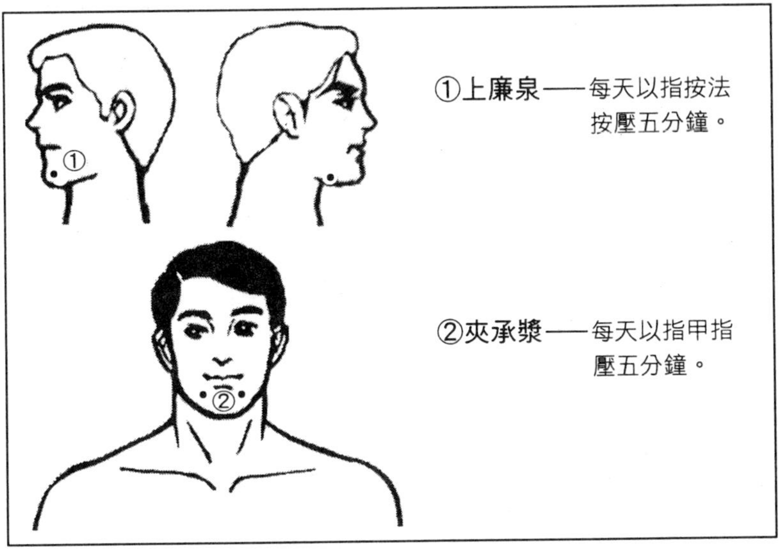
①
①上廉泉——每天以指按法
按壓五分鐘。
②
②夾承漿——每天以指甲指
壓五分鐘。

紅腫起來，或是附著白色的膜，有時也會化膿。疼痛很劇烈且會發燒，這時進食會感到很痛苦。

中醫學上認為口腔炎是因風濕熱邪侵入口中，而引起血虛（血液的營養不足）的。這時候，細菌會在口腔內繁殖，使人失去元氣。若氣、血變虛，口腔炎會更加惡化變為潰瘍性。

對口腔炎有特別療效的穴道是，位於下顎下面的上廉泉穴和嘴角下面的夾承漿穴。

這二個穴道都能鎮靜口腔炎的炎症，消除疼痛。只要慢慢的反覆指壓，疼痛或因細菌所引起的炎症也會消失。

齒槽膿漏

——能強化牙齒的女膝穴、膿停穴

牙垢和齒石，是因食物的殘渣附著在牙齒而形成的。牙垢、齒石、不適當的金屬冠、假牙架子、假牙等刺激到牙齦，導致細菌侵入牙齦的周圍時，牙齦會化膿而變成齒槽膿漏。齒槽膿漏也和糖尿病、內分泌障礙、維他命缺乏症、自律神經失調症等疾病有關。

其發病的經過是，牙齒和牙齦之間會產生口袋狀的袋子，在其中因慢性的化膿而引起炎症。所以牙齦會紅腫，用力壓時會流血、流膿。齒槽骨會因炎症而溶化，使得牙齒開始動搖。

接著，牙齦會逐漸的減少，不久之後牙根會露出來。因為牙齦經常會流膿、出血，所以口中會有一股臭味，唾液也變得有黏性。同時，牙齦會有浮腫的感覺，而無法吃硬質或具有彈性的食物。

對這種狀態若置之不理，牙齦的口袋狀袋子會愈深，導致整排的牙齒都動搖。

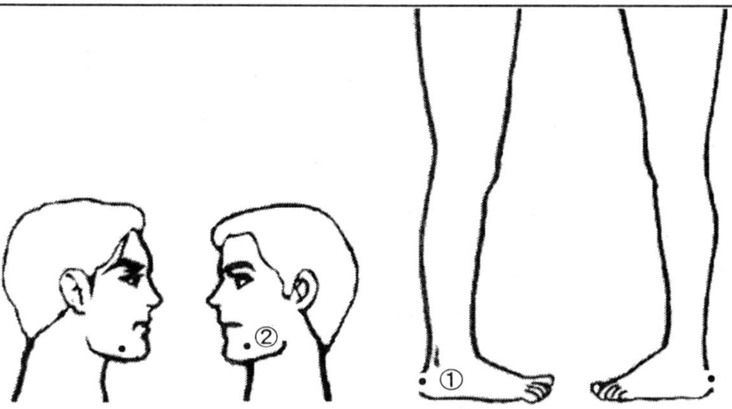

①女膝——每天以拳按法刺激二十次。

②膿停——每天刷牙後，以指按法刺激一分鐘。

發病之後會疼痛，但由於為慢性病，所以不太會感到疼痛，不過，當體力衰弱時，咬東西就會覺得疼痛，最後整個牙齒都會脫落。

能夠消除齒槽膿漏的症狀並阻止其惡化的特效穴是，位於腳根的女膝穴和位於下頰角前方的膿停穴。

敲打女膝穴或是配合薑片施行灸，可以消除不快的症狀。以拇指用力按壓或按摩膿停穴，也有預防的效果。

施行穴道療法時，應經常保持口腔的清潔衛生，這是很重要的預防。

此外，應時常刷牙，並注意是否有牙垢或齒石附著在牙齒上。

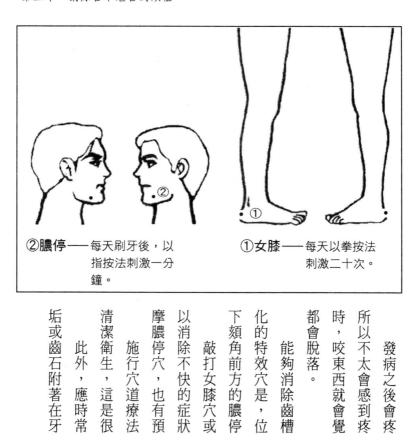

咳嗽、痰——能保持喉嚨清爽的赤穴、痰喘穴

咳嗽是因咽頭、氣管、支氣管受到刺激所引起的。一時性的咳嗽，是因食物的細片或香菸的煙、刺激性的氣體等進入支氣管時，想要將它們排出體外所產生的。疾病性的咳嗽，是喉頭、氣管、支氣管的黏膜因病變受到刺激所發生的。

痰是由氣管壁或支氣管壁的腺細胞所分泌的黏液形成的。它具有淨化氣管的重要功能，會不斷地分泌適當的量，但通常人們幾乎不會感覺到它的重要。

反之，疾病性的痰，因疾病的種類或狀態又可分成許多種。但其中最多的是因喉頭炎、支氣管炎而產生的。

喉頭炎的主要症狀，是聲音沙啞、喉嚨刺痛、如嗆到一般的咳嗽。若變成慢性時，喉嚨會有持續的不快感，如果置之不理，可能導致失聲。

支氣管炎的主要症狀，是支氣管黏膜分泌過量且會不斷的咳嗽。痰是無色或白色，帶有黏性。細菌感染嚴重時，會變成黃色或黃褐色的膿性痰。

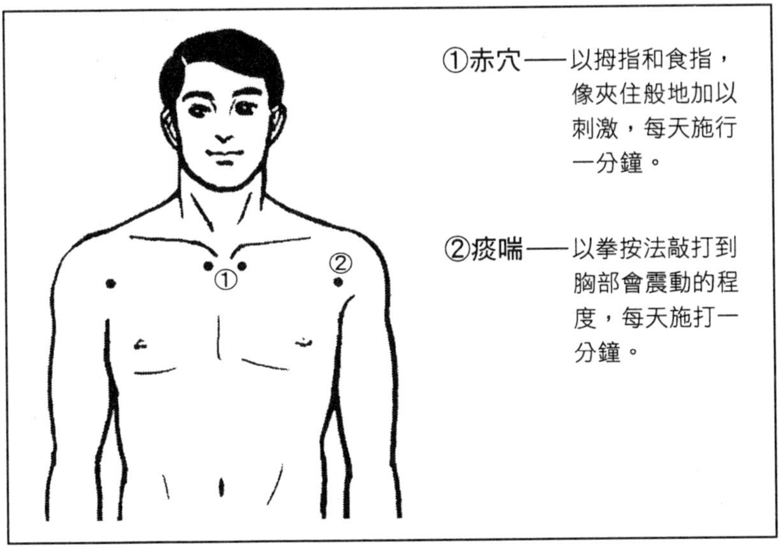
①赤穴——以拇指和食指，像夾住般地加以刺激，每天施行一分鐘。
②痰喘——以拳按法敲打到胸部會震動的程度，每天施打一分鐘。
①
②

慢性支氣管炎是因大氣污染而產生的公害病。變成慢性時，每天一早就會吐出很黏的痰。吸入冷空氣或抽菸時，有些人會咳嗽的很厲害。

症狀嚴重時，連痰也咳不出來，甚至變成頑疾而引起氣管閉塞。

能有效消除這些不愉快症狀的穴道，是赤穴和痰喘穴。

赤穴位於喉嚨下面的鎖骨先端，共有二個。

痰喘穴位於上臂的根部，亦即乳頭和肩峰連線的中心點。

症狀輕時，只指壓這二個穴道即可，但變為慢性症時，則須施行灸才有效。

鼻炎、蓄膿症——能消除膿汁和鼻涕的鼻道穴、散笑穴

一般而言，打噴嚏是為了將鼻中的異物向外排出而產生的一種反應。即使沒有異物，但是，鼻中的黏膜有異常時也會打噴嚏。因感冒而打噴嚏稱為急性鼻炎，那是因鼻子的黏膜充血和乾燥所引起的。這時也會有流鼻涕的症狀，若能早期治療，就不會變成嚴重的症狀。

鼻塞的原因很多，其中最常見的是慢性副鼻腔炎，這是因蓄膿症而引起的。感冒時，會連續一～二個星期大量的流出黃色的膿性鼻涕，就是急性症狀。副鼻腔的黏膜會超乎正常的形成黏膜的狀態，則是屬於慢性症狀。

像這種症狀，鼻涕會流入咽頭，而且黏液量增加，以致鼻涕塞住鼻孔，不得不經常的擤鼻涕。惡化時，副鼻腔內的黏膜黏液也會失去排出的力量，而塞滿在鼻腔內，導致頭部常會有沈重感，思考力也減退。

近來過敏性鼻炎患者有增加的趨勢，它除了打噴嚏外，還會流出大量的鼻涕，

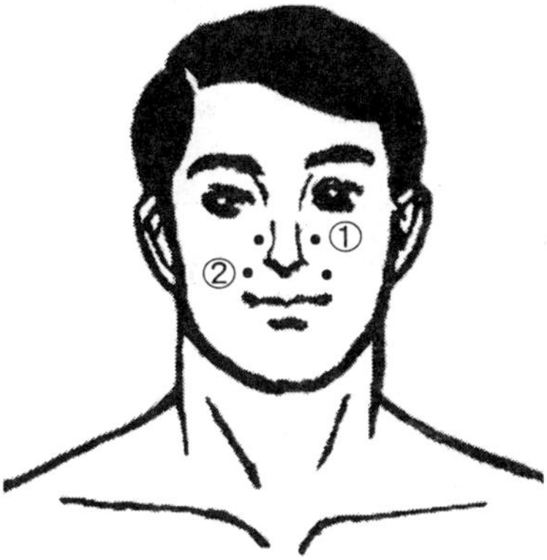

①鼻通——以拇指和食指夾住作上下運動。
②散笑——以食指腹用力壓迫。
＜二者都要交互施行三次，每天三回＞

有時也會變成鼻塞。

中醫學上認為這種症狀和肺有很密切的關係。罹患鼻塞、鼻炎的原因是，外邪從鼻子侵入肺部，引起肺部體液的散布和排泄機能惡化，導致疾病性的水分留在鼻腔內。

此外，可能是因身體平常就有熱感，肝臟、膽囊的作用變得過盛，血壓升高，以致引起頭痛而影響到鼻子。

特效穴是位於鼻梁二側的鼻通穴，能夠消除鼻塞，使鼻子的通氣性良好。

散笑穴是位於法令紋上（在鼻子的八字皺紋上），能夠刺激副鼻腔的黏膜，有效的停止流鼻涕。

鼻通穴和散笑穴，只要以食指用力指

壓就會產生效果。

肩膀僵硬——能消除倦怠感和鈍痛的百勞穴、肩三穴

人一過四十歲，無論男女都會出現肩膀疼痛或活動不良的症狀。這顯示肩關節的骨、關節包、腱、腱板等已有老化現象。

稍微活動手臂就會覺得疼痛，偶爾也有腰痛的現象。其特徵是，起床時會疼痛得更加厲害。

從肩膀到手指都充滿倦怠感，使人整天都覺得不舒服，有時甚至會因疼痛而無法入眠。

這種四十肩、五十肩的症狀，大多會長期持續，必須及早施行適當的治療。

一般性的脖子或肩膀僵硬與年齡無關，而是因日常的姿勢、勞動或睡眠時的姿勢不良、在頸項部加上急性或慢性的力量等，致使氣、血的流動停滯而產生的。

此外，偏食、運動不足等原因也會造成肩膀僵硬。

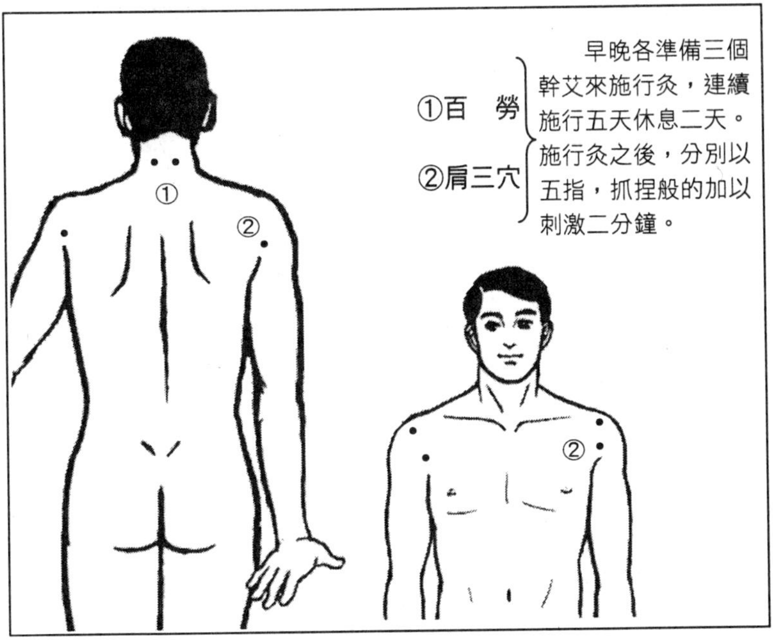
①百　勞
②肩三穴
早晚各準備三個幹艾來施行灸，連續施行五天休息二天。施行灸之後，分別以五指，抓捏般的加以刺激二分鐘。
①
②
②

勞心者的肩膀僵硬，是因為神經性的疲勞和過度勞累所產生的壓力，集中在肩膀所造成的，其症狀往往不易消失。

肩膀僵硬和高血壓症也有很密切的關係，症狀若持續太久時，就必須測量一下血壓。

這些症狀的特效穴是百勞穴和肩三穴。

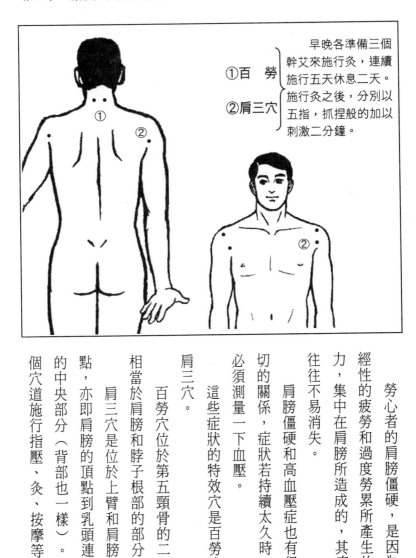

百勞穴位於第五頸骨的二側，相當於肩膀和脖子根部的部分。

肩三穴是位於上臂和肩膀的接點，亦即肩膀的頂點到乳頭連線上的中央部分（背部也一樣）。在這個穴道施行指壓、灸、按摩等，就可以消除不愉快的症狀。

胃口難受、打嗝——能斷絕胃口難受的胃上穴、水上穴

胃口難受、打嗝並不一定是病，但卻是每個人都曾有過的經驗。它往往會讓人覺得胸部悶熱，非常不舒服。

吃太多的芋頭、花生，或菸酒過量，都是胃口難受的原因。此外，喝下碳酸飲料後也很容易引起胃口難受、打嗝。

有胃部疾病的人，也常會胃口難受或打嗝。

胃口難受，乃是胸部的深處到上腹部一帶，會有悶熱的不快感。這種症狀的發生，多因胃酸過多。將胃口難受者的胃液加以檢驗後，發現其大部分都是屬於過酸性的物質。所以，胃口經常難受的人，應懷疑自己是否患有胃潰瘍、十二指腸潰瘍等的疾病。

罹患急性胃炎時，會有不斷打嗝的現象帶有惡臭的打嗝，可能是還患有其他嚴

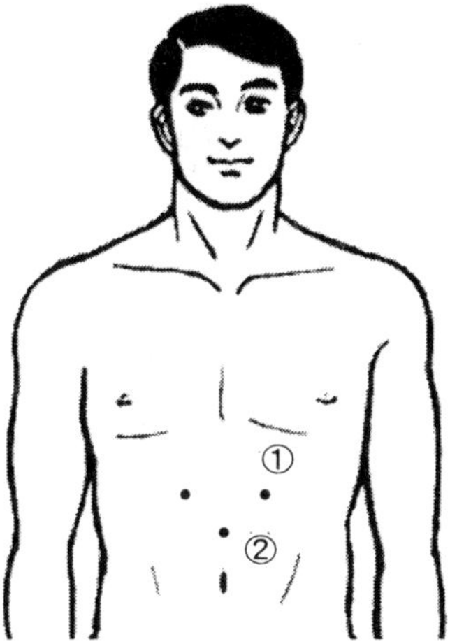
①
②
①胃上
②水上
在飯前、飯後，分別以指按法刺激一分鐘。

重的疾病。在飲食中，不知不覺的將食物和空氣一起吞入的人，也會經常打嗝。

中醫學上，將胃口難受和打嗝稱為吞酸（酸水、邪心）、酸心、吐酸（吐酸水）。這些都是因為飲食沒有節制、外界的濕氣等，使得脾臟和胃的機能無法好好的發揮，以致食物進入體內後會產生酸而引起胃口難受、打嗝。

能夠消除這種不愉快症狀的穴道，是胃上穴和水上穴。位於肋骨先端稍內側的胃上穴，能夠抑制反胃的症狀，消除胃口難受、打嗝。位於肚臍稍上方的水上穴，也能消除腹脹和因胃酸過多而引起的胃口難受、打嗝。

二者均可用指按法加以刺激，若是胃

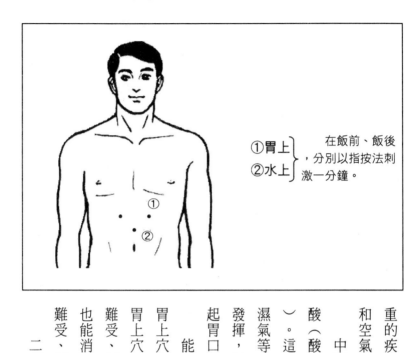

口難受、打嗝的程度太強時，應施行指甲指壓，這樣就可以有效的消除不快感或熱感。

宿醉——能消除噁心和頭部沈重的胃熱穴、梅花穴

嗜好喝酒的人，多少會有一、二次嚴重的宿醉經驗。宿醉後，整天都會覺得頭痛、噁心、嘔吐，以致無法工作。

其原因，大都是喝酒過量。不喝酒的人，是無法體會出這種痛苦的。以專業術語來說，宿醉是屬於「急性酒精中毒」的一種。

據說抽菸過多也會成為宿醉的原因，若再加上喝酒過量，就會產生相乘效果，使宿醉更加嚴重。

宿醉與當天的身體、精神狀況也有相當的關係。例如，心情不佳而暴飲或是不斷地「乾杯」，變成急性酒精中毒的可能性很高。

宿醉是攝取的酒精無法被肝臟完全分解，而大量殘留在體內的一種現象，不僅

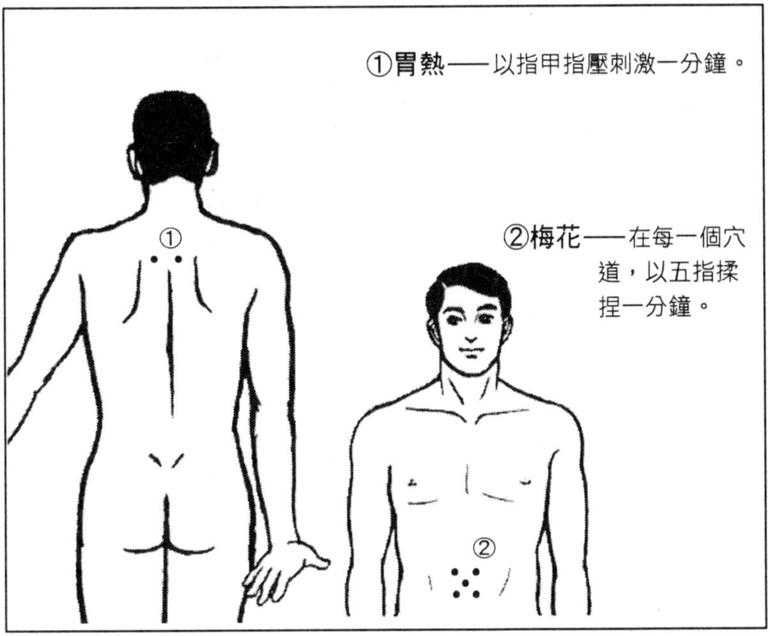
①胃熱——以指甲指壓刺激一分鐘。
①
②梅花——在每一個穴道，以五指揉捏一分鐘。
②

會傷害到胃壁，也會使肝臟的機能衰退。如果酒精能被完全分解而排出，身體自然會好轉，但是，通常宿醉至少要痛苦一整天才會好轉，不少喜好喝酒的人，宿醉後都會說：「我今後絕對不再喝酒！」

中醫學認為，宿醉是因氣、血受到酒精侵害，變成空虛狀態，導致胃、肝臟的功能降低而引起的。

宿醉時，只要對位於第四胸椎二側〇・五寸的胃熱穴和位於心窩周圍的五個梅花穴加以指壓，就能夠消除各種症狀。

胃熱穴可以治癒反胃、胃壁糜爛，消除噁心和胃口難受的症狀。

梅花穴能夠促進胃液的分泌良好，強化肝臟機能。

症狀嚴重時，配合薑片施行灸療法，效果更快速。

食慾不振——能消除消化不良的臍四邊穴、胃樂穴、濁浴穴

胃部消化不良又沒有食慾時，體力會減退。即使感覺肚子餓，也沒有食慾，勉強將食物送入口中也食不知味——相信大家可能都有過這種經驗。

食慾不振，除因胃腸、肝臟、胰臟等有毛病之外，也可能是因壓力或感冒等的感染症而引起。

會失去食慾的胃腸疾病，有急性胃腸炎、老人性的慢性胃炎、胃癌等。

肝臟或胰臟有毛病時，一般都會產生暫時性的食慾不振，而變得消瘦。

女性特有的食慾不振，據統計似乎以神經性食慾不振症和賽蒙西病居多。

神經性食慾不振症，是因為想「變苗條」的心理太過強烈，不斷地減食或節食而引起的。目前有些年輕女性，因為極端渴望有苗條的身材，以致變成厭食症而危

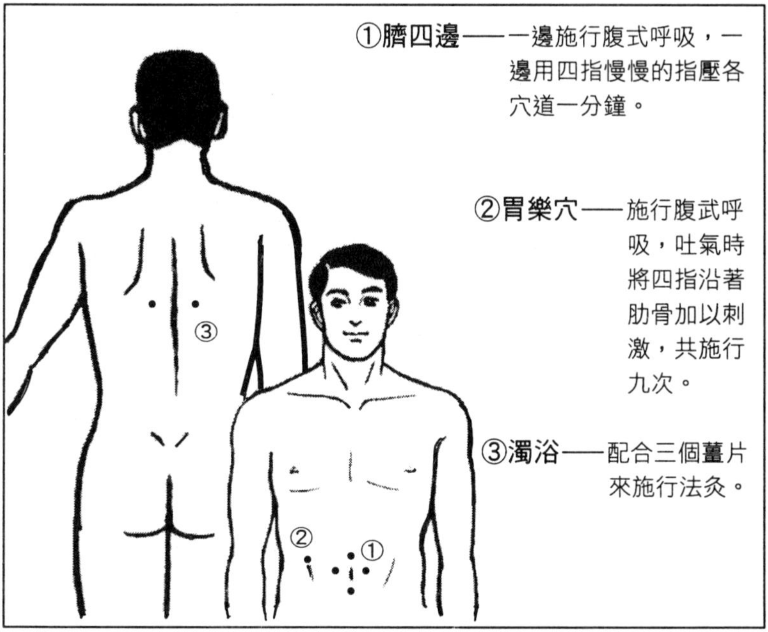
①臍四邊——一邊施行腹式呼吸，一邊用四指慢慢的指壓各穴道一分鐘。
②胃樂穴——施行腹武呼吸，吐氣時將四指沿著肋骨加以刺激，共施行九次。
③濁浴——配合三個薑片來施行法灸。
①
②
③

及生命。

賽蒙西病，是因荷爾蒙失調而引起的。

飲食後，胃部消化不良，可能是患了老人性慢性胃炎、胃下垂等，以致胃的機能降低，或是因幽門狹窄而導致食物不容易通過。

如果空腹時胃部會感到不舒服，就應懷疑是否患了慢性胃炎、胃潰瘍、十二指腸潰瘍。

與飲食無關也會發生這種狀態時，很可能是肝臟、胰臟、膽囊有毛病，必須特別注意。

中醫學上認為食慾不振，是因脾胃不調和而引起的全身疾病。

這裡所說的脾胃和解剖學上脾、胃的作用稍有不同，它是指主宰食物的消化、吸收、移動的基礎。胃消化不良也稱為脾胃症或脾胃不和，其原因是消化機能減退、胃弱、肚子不調和。

對這些症狀有特效的穴道是臍四邊穴。這個穴道位於肚臍的上下左右四處，能將食慾不振和胃消化不良的症狀一併消除。它不但能調整消化器系的機能，同時也能紓解精神上的壓力或神經性的症狀。

胃樂穴是位於肋骨下端，就如同其字義一樣，可以使胃部感到舒爽，消除胃腸的所有症狀。

位於第十胸椎左右約二・五寸的濁浴穴，能夠有效的治好頑固的食慾不振，例如，神經性食慾不振等。

若想得到速效，可以配合薑片來施行灸。

夜尿症——保證夜晚能安心睡覺的夜尿穴

一般而言，夜尿症是小孩子特有的症狀。

排尿的訓練，大約在二歲就能完成。三歲時，夜晚要排尿也會告訴父母。在乳兒期只要膀胱裝滿尿液，膀胱就會反射性的收縮而引起排尿。隨著成長，腦神經漸能調節這個反射，而依自己的意思來排尿。

如果到了三歲以後仍然無法控制排尿，就可認為是患了夜尿症。

夜尿症會困擾母子二人，甚至有些母親會因此而變得神經衰弱症。

夜尿症的原因，是尿道口的括約肌作用不良。例如，睡得太熟而不易察覺膀胱已充滿了尿液，以致無法調節括約肌的作用，而在不知不覺中排尿。有些人即使到小學高年級或國中，仍然無法治癒。

中醫學上，把包含成年人也會患的夜尿症稱為遺尿或夜尿。

其原因是，體質衰弱造成肺氣不足而影響到膀胱，致使無法控制。此外，有的

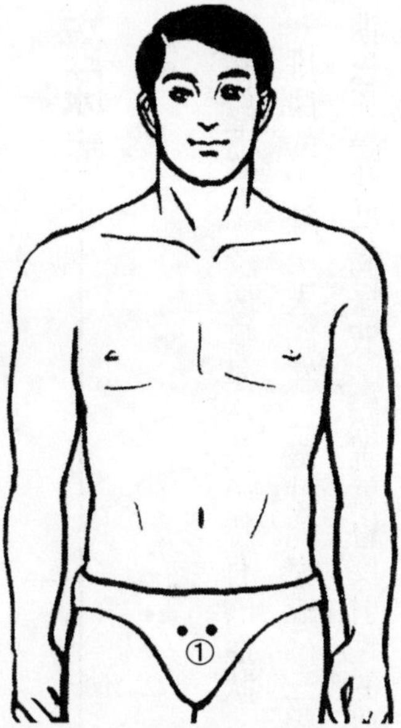

①夜尿穴——

準備五個幹艾，在睡前施行灸。隔日施行一次。然後再以指按法刺激一分鐘。

是在非常疲勞的狀態下攝取水分後睡著，以致在不知不覺中排尿。

體質衰弱、臉色不佳、四肢末端感到冰冷時，假如是脾虛，食慾就會降低；若是腎虛，就會變成頻尿；若是肺氣不足，則一咳嗽就會排尿。

特效穴位於下腹部的夜尿穴，能減少夜間排尿的次數，也具有安定精神的效果，能將惱人的夜尿症完全治癒。

頻尿——能確實減少上廁所次數的腎新穴、腎熱穴、下中極穴

頻尿是老年人最常見的症狀之一。

容易頻尿的原因，是尿意的感受帶因疾病而產生變化，以致膀胱雖未裝滿尿液也會產生尿意。

有這種症狀時，首先可以推測是否患了膀胱炎或尿道炎。此外，也可能是受到糖尿病、尿崩症、腎臟水腫、膀胱炎、腎萎縮、前列腺肥大等的影響。

頻尿的痛苦是在於夜間必須起床多次。如果能確實得知病因，大部分都可以經由治療而解決，但若是神經性頻尿或老人性頻尿，則較不容易治癒。

中醫學上認為頻尿的發病原因，是腎臟、脾臟、肺的機能失調。例如，發生腎虛時會失去蓄尿的能力，膀胱失去緊縮力，導致排尿的次數增加。

相反地，腎臟和膀胱有熱時，水分不能從三焦（這是中醫學的創見，是指能夠補充呼吸、消化、排泄等機能的腑）繞到膀胱，就會引起閉尿。

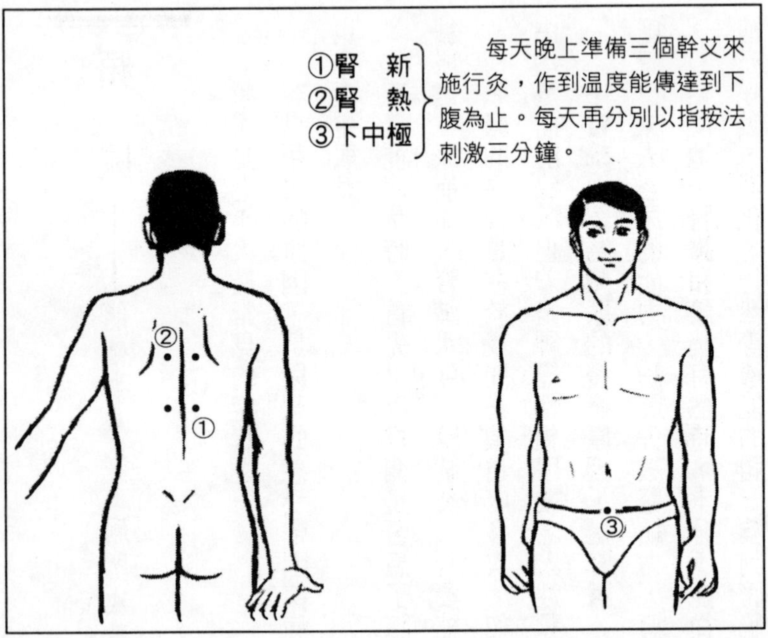
①腎　新
②腎　熱
③下中極
每天晚上準備三個幹艾來施行灸，作到溫度能傳達到下腹為止。每天再分別以指按法刺激三分鐘。
②
①
③

排尿會感到疼痛的原因，除因外邪而引起的之外，精神上的壓力侵襲到膀胱經也會引起疼痛。

特效穴是腎新穴、腎熱穴、下中極穴。

腎新穴位於第一腰椎稍微上方的二側，腎熱穴位於第七胸椎二側〇・五寸的地方，二者皆能調節腎功能，使膀胱機能恢復正常。

下中極穴位於膀胱上面，加以按壓時膀胱會稍感疼痛。

配合薑片在腎新穴、腎熱穴、下中極穴施行灸，將有預料不到的效果，即使是只施行指壓也十分有效。

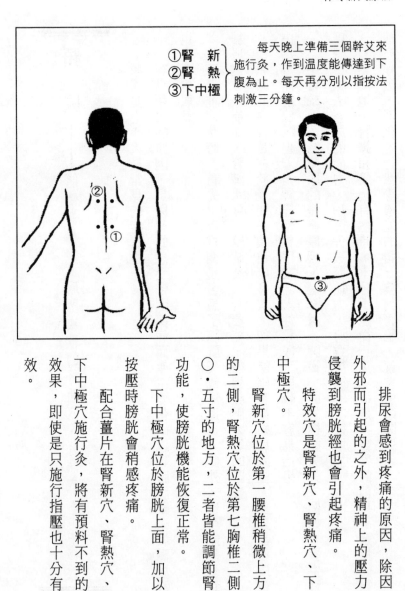

尿失禁——能強化膀胱功能的龍門穴、遺尿穴

尿液不受本人意志控制而排出體外者，稱為尿失禁。這是膀胱括約肌的機能衰弱，導致無法調節排尿的一種病變。

膀胱括約肌的力量衰弱時，只要稍一用力，不自覺中就會有部分的尿液從尿道排泄出來。打噴嚏、咳嗽、拿重物時也會發生這種現象。

這些症狀以中年以後的婦女較常見，稱為急迫性尿失禁。

此外，因前列腺肥大症或神經障礙等造成的排尿障礙，是膀胱內經常留有很多尿液，以致尿液自然溢出而引起失禁。這稱為奇異性尿失禁。

中醫學上認為尿失禁的原因，是腎臟、脾臟、肺的機能失調。腎機能降低而產生腎虛，結果使得膀胱括約肌的能力衰退，當尿液無法存留在膀胱內時，就會因某種動作而產生失禁。

年紀越大時，尿失禁的症狀會日益嚴重，而處於悲慘的景況。

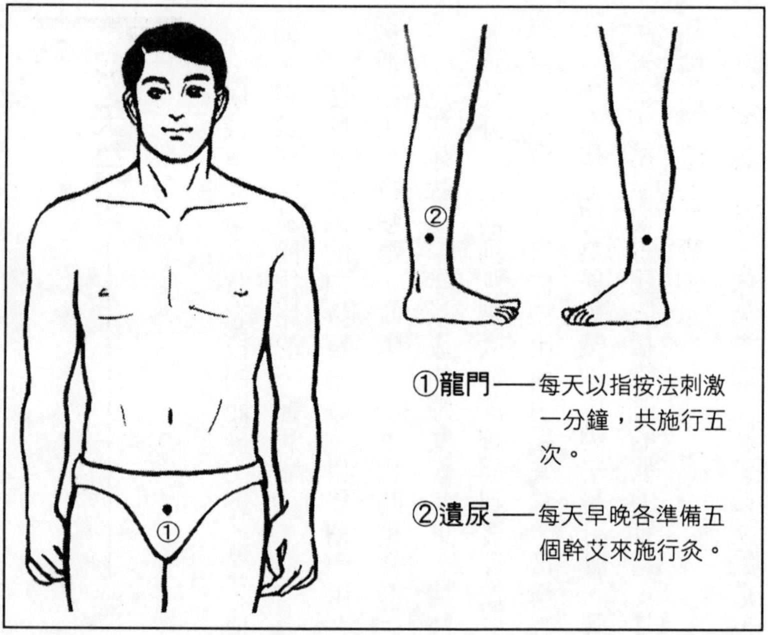
①
②
①龍門——每天以指按法刺激一分鐘，共施行五次。
②遺尿——每天早晚各準備五個幹艾來施行灸。

尿失禁的治療法，是對龍門穴和遺尿穴加以刺激。

龍門穴位於恥骨的中央下緣，每天以指按法刺激，能夠強化膀胱括約肌，使肌肉的功能恢復正常。

遺尿穴位於腳踝上面四寸的地方，每天早晚做艾灸，能促進下半身氣的循環，順利的調節排尿。

治療法是配合蒜頭施行灸最有效。待症狀較輕時，只施行指壓就能發揮效果而完全治癒。

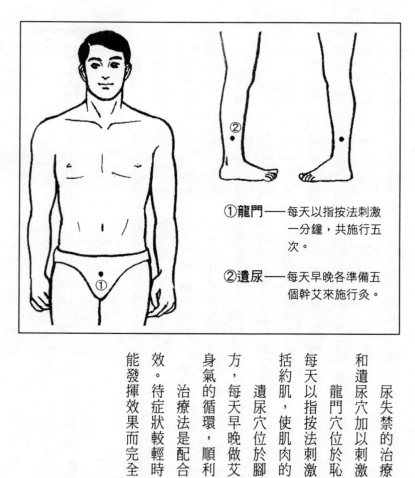

閉尿、殘尿——能輕鬆排尿的下極俞穴、利尿穴、遺尿穴

無法輕鬆的將留在膀胱的尿液排出時，稱為閉尿（排泄困難）。排尿之後，經常還有尿液殘留在膀胱的感覺，稱為殘尿。

這二者的問題都不在尿液量的多寡，而在於能否輕鬆的排出，或者是否有殘留的感覺。

以下是自我診斷的方法：

⑴、尿是否很細小。

⑵、排尿的勢力是否微弱，距離是否也很短。

⑶、自排尿開始到結束為止，是否能連續排尿。雖有尿意，但是否只排泄數次就停止。

⑷、排尿所需的時間是否相當長。

一般而言，閉尿和殘尿感是前列腺肥大、尿道狹窄、有異物塞住尿道時所產生

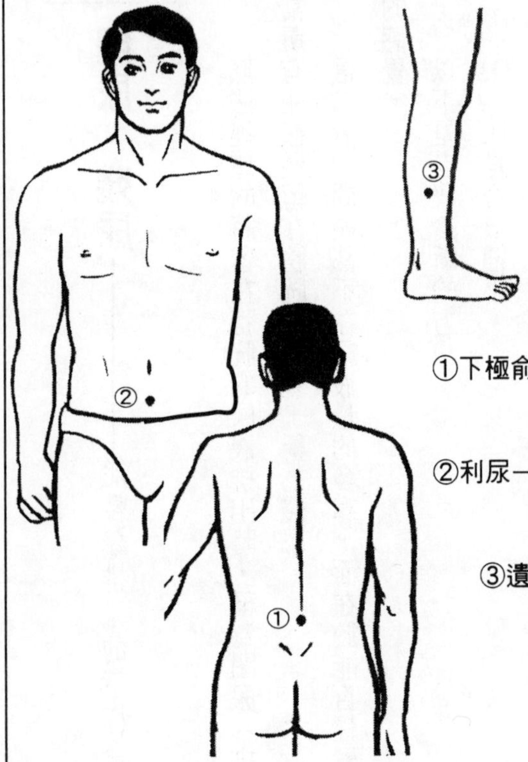

①下極俞——每天準備三個幹艾來施行灸。

②利尿——每天用手掌壓迫二分鐘。

③遺尿——在上廁所之前，以指甲指壓刺激二分鐘。

的症狀，但也可能是膀胱頸部的障礙。

假如有上述四個症狀之一出現時，就可認定是患了前列腺肥大症等。

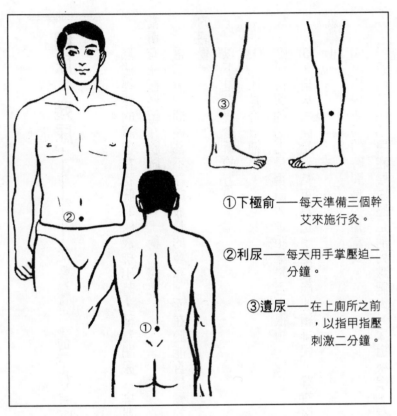

閉尿、殘尿感，大約從五十歲就會開始，到六十歲左右，症狀就會固定化。

尤其夜晚就寢中，上廁所的次數會顯著的增加。排尿時，膀胱也會留下不少的尿液（殘尿），排尿量會漸次地減少，而增加排尿的次數。憋尿過久，有時也會突然引起閉尿。

中醫學上認為閉尿、殘尿的原因，是腎臟、脾臟、肺的機能失調。例如，發生腎虛時會失去蓄尿的能力，膀胱失去緊縮力，導致排尿次數增加。此外，腎臟或膀胱有熱，水分無法順利從三焦繞到膀胱時，必然會引起閉尿。

現代醫學認為排尿異常的主因，是前列腺肥大、膀胱炎、尿道結石、尿道炎、腎不全、糖尿病等。

能夠抑制這種症狀的特效穴，是位於第三、四腰椎之間的下極俞穴，和位於肚臍下面二・五寸的利尿穴，以及位於腳踝上面三寸的遺尿穴。

下極俞穴和利尿穴，能夠消除前列腺的充血，使尿液暢通；遺尿穴則具有阻止排泄的功效。

配合薑片或蒜頭施行灸就有效，即使只施行指壓也可以期待良好的效果。

便秘、下痢——能安定腸作用的梅花穴、臍四邊穴、水上穴

便秘，簡單的說，就是指排便的次數減少、糞便變硬的症狀。糞便之所以會變硬，乃是因為糞便中的水分減少之故。

慢性便秘以女性居多，大多是因腸的活動不圓滑，導致腸的內容物長時間停留在結腸而引起。

此外，結腸太長也會造成不方便。

腸的內容物必須經由腸的蠕動才能通過腸子，這個運動不能圓滑的原因有下列二種。

其一是，大腸過分緊張；其二是，大腸不夠緊張，致使腸子處於遲緩的狀態。

能使腸的活動順利進行的是腸壁的肌肉，它是在自律神經的支配下。自律神經中的交感神經，能使腸的緊張轉弱，副交感神經則能使緊張加強。

由於這種神經的作用時強時弱，使得內容物會長時間的停留在結腸，而水分就

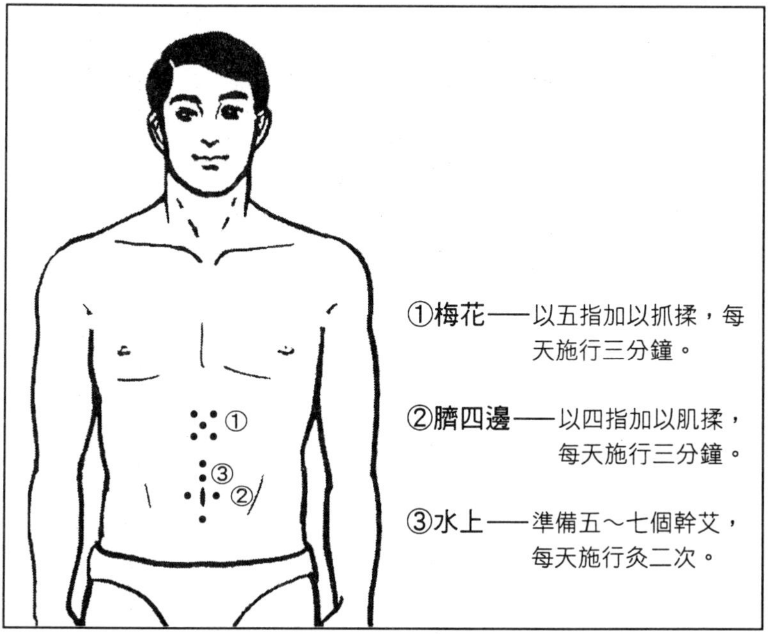
①
②
③
①梅花——以五指加以抓揉，每天施行三分鐘。
②臍四邊——以四指加以肌揉，每天施行三分鐘。
③水上——準備五～七個幹艾，每天施行灸二次。

在那一段時間裡被吸收掉，致使內容物變成不含水分的硬糞便，而引起便秘。

下痢則是指糞便含水量過多的狀態。其原因是腸子受到疾病性的刺激後，蠕動運動異常高昂，內容物通過腸子的速度太快，導致水分被吸收的時間太短而發生。

下痢的症狀，通常都是糞便變軟、排便的次數增加。輕度的下痢是，一天排泄軟便一～二次；嚴重的下痢則一天排泄水樣的糞便五～六次，甚至達十次以上。慢性的下痢，大多是因單純的慢性腸炎而引起的。

中醫學認為，大部分的便秘都是由於腸管有熱，導致腸內的水分被吸收掉，而使得糞便難以排出。此外，氣虛而使腸管的運動減少時也會引起便秘。

中醫學認為，大部分的下痢都是由於脾臟的機能失調，產生濕氣侵襲到腸子，致使糞便的含水量增加而下瀉。

其病因包括風寒暑濕的邪氣、飲食過量、飲酒過量、房事過多、身心的疲勞、壓力等。

如果便秘、下痢的病因不是屬於感染、腫瘍等疾病時，中國醫學就能有效的治癒。其特效穴是梅花穴、臍四邊穴、水上穴。

梅花穴位於心窩周圍，共有五個，能使胃腸的功能恢復正常，調節自律神經的功能。

臍四邊穴，位於肚臍周圍的四個穴道，能夠消除腸鳴，安定與胃腸直接結合的神經。

水上穴位於肚臍上面一・五寸的地方，能夠消除下痢、腹脹、腹痛。

痔——能徹底消除煩惱的竹杖穴、二白穴、玉田穴

痔有內痔核和外痔核二種。

內痔核是因內痔靜脈叢瘀血，而像靜脈瘤一般腫起的症狀。瘀血的原因，是長時間站立或蹲坐、搬運重物等。此外，飲酒過量、便秘等，也會使症狀惡化。

輕症時，排便會偶爾有出血，而痔還不會跑出肛門外。但是，症狀繼續進行的話，痔核就會脫出；更惡化時，連走路或咳嗽也會使痔核輕易的脫出，而無法自動縮回，疼痛也會更激烈，且會因出血而引起貧血。

外痔核是因下痔靜脈叢瘀血，而在肛門形成痔核的症狀。發生瘀血的原因，是排便時太用力、打高爾夫球等運動時力量突然集中、坐太久等，結果會有小指頭一般大的圓狀物跑出肛門外，導致疼痛不已。

中醫學上認為，痔是因為體質衰弱的人陷入過度疲勞的狀態，或消化、吸收機

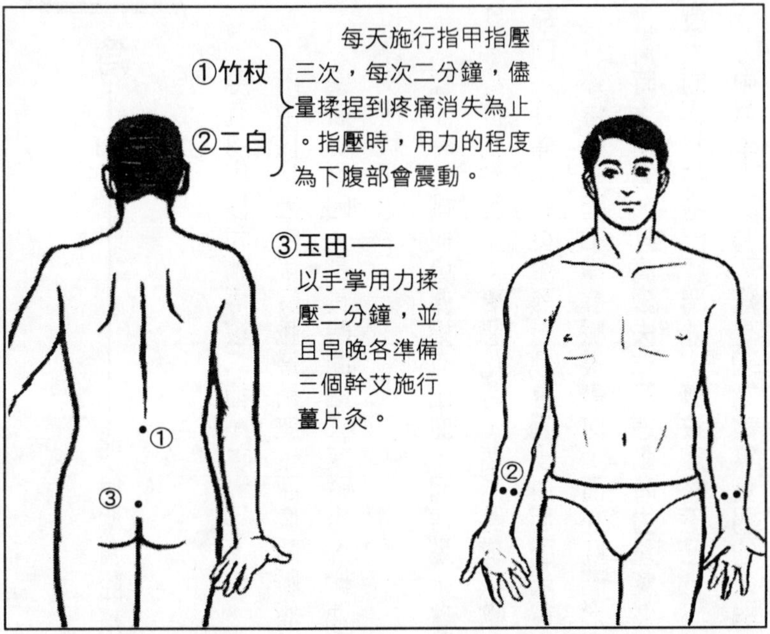
①竹杖
②二白
每天施行指甲指壓三次，每次二分鐘，儘量揉捏到疼痛消失為止。指壓時，用力的程度為下腹部會震動。
③玉田──以手掌用力揉壓二分鐘，並且早晚各準備三個幹艾施行薑片灸。
①
③
②

能衰弱而引起的。此外，因下痢、生產等，脾臟、腎臟的機能變弱時也會發生。這些都是屬於虛證型。有的是屬於實證型，大多是因飲酒過量，房事過多，導致熱邪侵入大腸而引起氣、血停滯。

能夠消除痔的疼痛和苦惱的穴道，是竹杖穴、二白穴、玉田穴。

竹杖穴位於第三腰椎，而玉田穴是位於尾骶骨旁。二者都可以消除肛門的瘀血狀態和疼痛。

二白穴位於距離手腕約一個拳頭遠處，加以指壓可以使血液循環良好，緩和痔特有的疼痛，尤其能使外痔核的症狀逐漸好轉。

疣、雞眼——能使其消失於無形的趾紋穴

疣和雞眼都是非常令人不愉快的東西。

疣可分為，尋常性疣贅和青年性扁平疣贅二種。

前者是一般所謂的疣，為粟粒一般大到豌豆一般大的硬結節。表面粗澀，呈灰白色，大多發生在手指、膝蓋、腳底等部位。患者以年輕人居多。

後者為小豆一般大的扁平狀的疣，表面平滑，呈褐色。大多為圓形或多角形，如果經常去抓它，就會蔓延成一列。大多發生在手臂，而且以年輕女性居多，因此較令人困擾。

雞眼的別名為「魚眼」，因其形狀類似魚的眼睛而得名，傳言經常吃魚眼睛的人易患「魚眼」。

雞眼大部分是長在腳趾或腳底，幾乎都是呈楔子型，與皮膚下面的淺骨接觸，一用力壓或觸摸時就會感到劇痛。

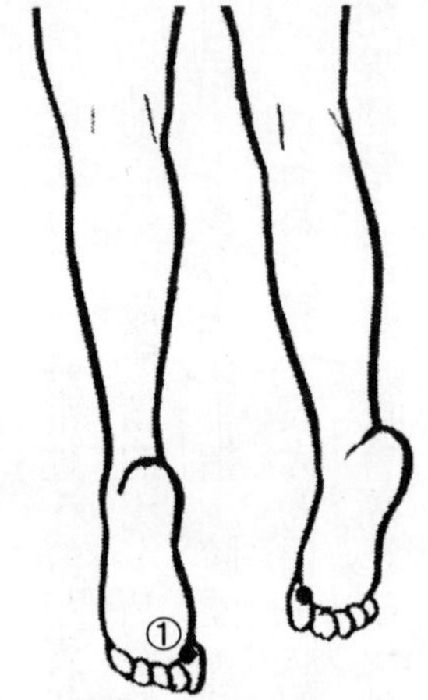

①趾紋——每天準備七個幹艾，於入浴後施行灸。

疣是因病源菌感染而引起的。

雞眼是因鞋子等外力經常壓迫和摩擦等刺激皮膚，使得皮膚深部的角質肥厚化而產生的。

至於長在手指的雞眼，則是因手指關節彼此壓迫而產生的。

疣和雞眼的特效穴，是位於腳拇趾根部的趾紋穴。

這個穴道能使皮膚硬化的部分變軟，而在不知不覺中消除疣和雞眼。

配合薑片來施行灸更有效。

腓痙攣——能停止肌肉痙攣的治轉肌穴、足心穴

在游泳或從事其他的運動時，手或腳的一部分，可能會因不自然的形態而突然僵硬或疼痛起來，有時甚至會變得無法自由活動。

這種現象不只限於運動中，有時在睡眠中伸腿或翻身時也會發生。

這種狀態通常以「腳抽筋」等來表現，是因手腳的肌肉痙攣所引起的。一般這種手腳的痙攣或硬直都是偶發的。

其中，任何人都會經驗到的就是「腓痙攣」。腓肌的突發性痙攣是無任何原因的，可說是屬於習慣性的發作，會有尖銳的疼痛，是一種相當麻煩的毛病。

從事特定職業的人，發生手部肌肉抽筋的傾向較大。

例如，按鍵員、打字員、鋼琴家等，大多是經常使用到的右手會發生抽筋的現象。這可說是一種職業性的神經衰弱。

能夠消除這種症狀的穴道是治轉肌穴、足心穴。

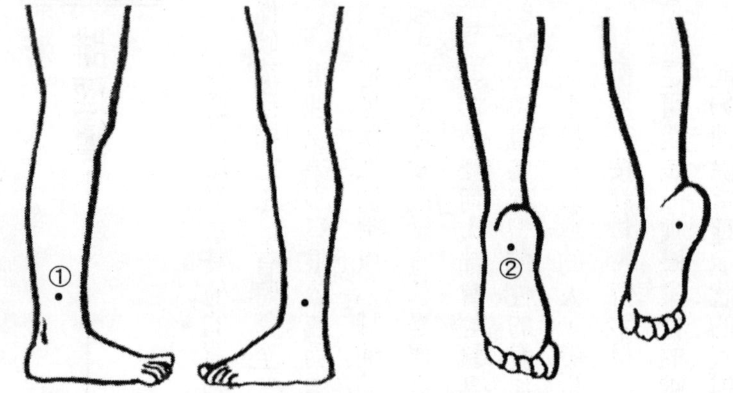

①治轉肌——以指按法將筋好好的解開。

②足心——以拳按法敲擊三十次。

治轉肌穴位於腳踝的內側中心部，能夠停止肌肉的痙攣。

足心穴位於腳跟的中心，能迅速地消除腓腹肌的痙攣。

只要施行指甲指壓或用拳頭敲擊，即可發揮充分的效果。

睡落枕——能使血液循環良好且消除疼痛的落枕穴

一早起床，覺得脖子疼痛又僵硬，甚至無法轉動，這種經驗相信大家都曾經歷過。此外，起床後扭動脖子時，頸部會產生劇痛也是常有的事。

其原因是睡姿不自然，導致筋或筋膜

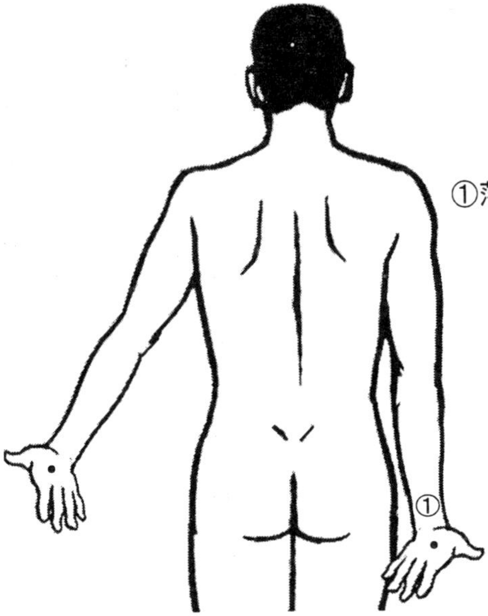

①**落枕**——以指甲指壓，一邊用力刺激，一邊試著將脖子反覆的轉向無法轉動的那一邊。施行七次後，經過五分鐘再施行一次。一小時後，依照同樣的方法施行一次。

承受過大的負擔，造成血液循環不順而引起的。

此外，筋膜發生原因不明的炎症時，也會引起睡落枕。感冒時也很容易發生。

這種疼痛是未經歷過的人所無法了解的劇烈疼痛，通常會持續二～三天，有的甚至長達十多天才會好。

西洋醫學認為，睡落枕的症狀很類似損傷性頸椎關節症、風濕性斜頸、頭部捻挫等。患部不只疼痛也會麻木，有時疼痛會擴展到肩膀或上臂，甚至感覺頭痛或寒冷。

此外，曾發生過睡落枕的人，

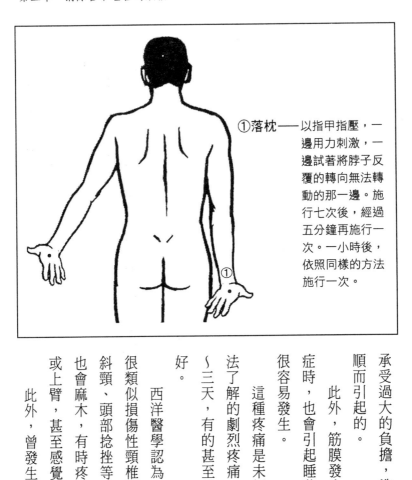

會習慣性的復發數次，所以絕不可忽視。

睡落枕的預防方法，是避免使用太高的枕頭和太鬆軟的墊被。枕頭太高，翻身時容易刺激到筋或筋膜。過分鬆軟的墊被，則比較不容易保持正確的睡姿。

能消除睡落枕的劇痛、促進血液循環，很快痊癒的穴道是，位於手背的食指和中指之間的落枕穴。

以指甲指壓或牙籤來刺激落枕穴，會很奇妙地使疼痛緩和下來。

第四章　永遠美麗又健康

性無能——能恢復健康的遺精穴、新氣穴

最近常聽見人們自怨自嘆地說：「最近我很不中用」或「最近我稍微工作就覺得很累，所以，晚上回家一吃飽飯就睡覺，太太對此很不諒解。我真擔心自己是否患了性無能。」

工作辛勞是難免的事，但絕不可輕易地自認為性無能，否則問題就大了。

的確，男性的性能力從四十多歲就會開始降低，但是其速度並不會如此快速。有許多人到八十歲還是老當益壯。

性慾是可以靠知覺來刺激的。例如，利用視覺、聽覺、觸覺等，或是從大腦傳達心理刺激，都可以引起性慾。

這些刺激從性慾中樞，經間腦而傳到腦下垂體前葉，促進性腺荷爾蒙的分泌。性腺受到刺激，就會產生性衝動。

男性經過這些順序之後，性器會勃起。這是正常人均能發生的現象。

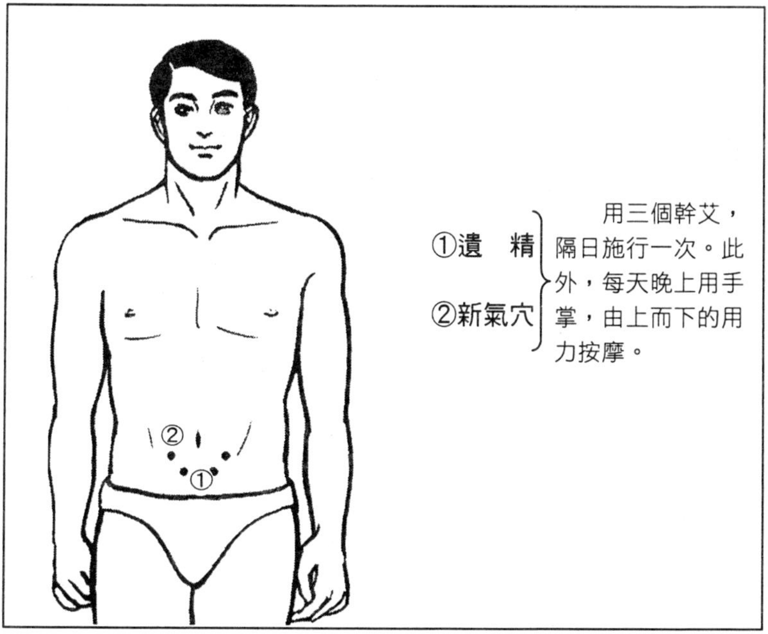
②
①
①遺　精
②新氣穴
用三個幹艾，隔日施行一次。此外，每天晚上用手掌，由上而下的用力按摩。

那麼，為什麼有人會有性無能現象呢？

極端說來，是精神和肉體不一致所造成的。例如，因工作不順心或某種不安、酗酒等，使得精神和肉體很不容易一致。換言之，本來是有性慾，但卻無法影響到性腺，以致無法勃起。

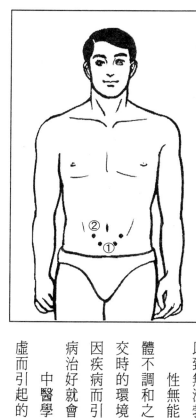

性無能的導火線，除前述的肉體不調和之外，對性交的不安或性交時的環境不良，也是因素之一。因疾病而引起的性無能，只要將疾病治好就會隨之解決。

中醫學上認為，性無能是因腎虛而引起的。腎虛是因先天性的虛弱、營養不良、性生活沒有節制、慢性病等而發生消耗、老化的現象。精神上的打擊或各種的壓力也是原因。

有性慾卻無法勃起，這實在是很悲哀的事。能夠確實解決中年男性這種苦惱的穴道，是遺精穴和新氣穴。

位於下腹部的遺精穴，能夠強化後天的氣（這是食物被消化吸收的養分，和因呼吸而進入血液中的空氣的集合體），提高腎臟的機能，增強精力。

新氣穴位於遺精穴的斜上方，能消除壓力或精神上的疲勞，恢復精氣，使人能夠過著正常的性生活。

對這二個穴道施行灸，然後再加以指壓或按摩，就會發揮無比的功效。

禿　頭——能防止脫毛並促進生毛的防老穴、四神聰穴

對男性而言，禿頭如同女性的大敵「皺紋」一樣，令男性非常擔心。俗話說：「禿頭的都是好人」，但這對禿頭的人來說，反而有被嘲笑的感覺。

市面上常可見到假髮、養髮劑，這似乎證明有許多人正為禿頭感到煩惱。

年紀輕輕就禿頭的，稱為青年性脫毛症，有些人在二十多歲時，前頭部或後頭部就開始脫毛。

這與遺傳因子有關，但是，社會環境的變化也是不可忽視的因素之一。壓力過大、飲食歐美化等，都會使發症率增加。

不過，禿頭的人（完全禿頭則例外），通常其側頭部的頭髮都不會脫落。這和荷爾蒙分泌有關連。前頭部和後頭部是男性荷爾蒙所主宰的領域，而側頭部則是在女性荷爾蒙的支配下。

換言之，男性荷爾蒙愈強的人愈容易禿頭，而女性荷爾蒙較強的人，到老年也不會禿頭。

除禿頭之外，最常見的就是圓形脫毛症。百分之七十的圓形脫毛症，是只有一部分的頭髮會脫落，其大小約為雞蛋一般大。形成原因，以精神性的壓力所造成的說法為主流，這一點在第二章已說明過。也有過敏性皮膚炎、細菌過敏等的說法。

無論如何，圓形脫毛症大多是因毛根周圍的血管萎縮而引起的。其他的原因使得血管收縮，也會造成禿頭。其中大部分均屬於良性的，但也有的是惡性，會造成

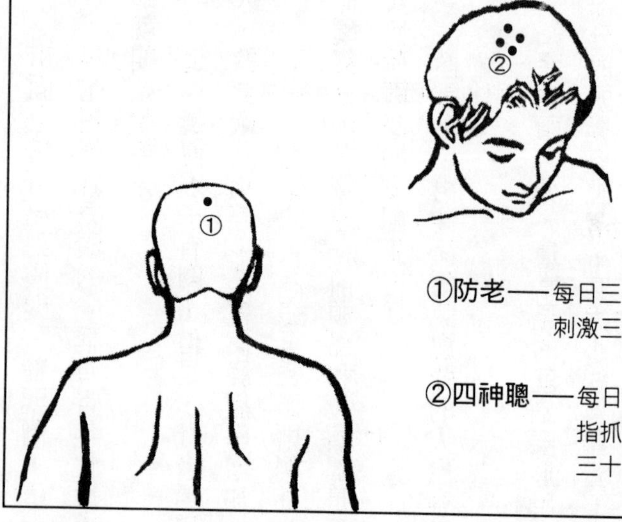

①防老——每日三次，以指尖刺激三十次。

②四神聰——每日一次，以四指抓捏般的刺激三十次。

眉毛、眼睫毛等體毛的脫落。

中國醫學認為，脫毛的現象是因外因的風、濕、寒等邪氣侵入皮膚，或是腸管發炎、糞便停滯時，風邪熱停留在皮毛所造成的。此外，有遺傳性的血虛（血液的營養不足），也會在局部產生氣、血的不調和而脫毛。

能夠抑制脫毛，預防禿頭的特效穴，是位於後頭部的防老穴和分布在頭頂部的四個四神聰穴。

防老穴能使頭部的血液循環良好，促進生毛，使其機能甦醒。

四神聰穴能夠抑制男性荷爾蒙分泌過剩，停止脫毛並促進生毛。

這二個穴道，對於因壓力而造成的脫

毛症，或因荷爾蒙分泌過剩而引起的禿頭特別有效。

開始對脫毛感到擔心時，可以試著施行按摩、指壓。若是用牙籤輕輕的加以刺激，則效果更佳。

精力減退——能使衰弱的精力提高的腎新穴、鼠蹊穴

在數年前還可以一口氣爬上車站的階梯，但現在卻得拖著沈重的腳步一階一階的往上爬，這種體力衰退情形，大家都經驗過吧！

人一過四十五歲，敏捷性、瞬間爆發力、柔軟性都會減退，而在某一天會突然的感覺到「老化」這二個字。

人體的老化現象大多從二十五歲就開始，雖然我們自以為還很年輕，但是，體力卻在不知不覺中逐漸減退。

其中，特別會感到體力衰弱的就是在進行性行為時。性的持續時間是會隨著年齡而增長，但問題並不在於時間而是在於充實度。

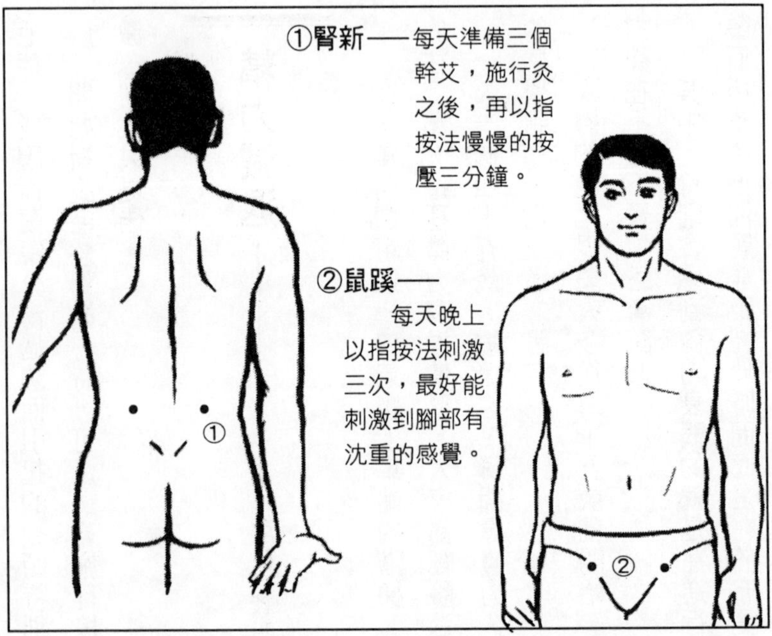
①腎新——每天準備三個幹艾，施行灸之後，再以指按法慢慢的按壓三分鐘。
②鼠蹊——每天晚上以指按法刺激三次，最好能刺激到腳部有沈重的感覺。
①
②

年輕時，大家都曾享受過野獸般充滿活力的性生活。但是，隨著年齡增長，對性本身會開始感到厭膩，甚至前戲耗費三十～四十分鐘仍然無法勃起。最後還是因無法射精而停止，只留下激烈的喘息和悸動，內心一片空虛。而且，太太那種不滿的眼神，更是令人難過。

性的衰退當然是和老化有關，但是平常工作忙碌，積蓄了不少壓力；加上運動不足，荷爾蒙分泌衰弱，導致身體各器官的肌力也日漸衰弱，是主要的原因。

能使衰弱的體力恢復，享受性生活樂趣的特效穴，是腎新穴和鼠谿穴。

腎新穴位於第二腰椎左右約二寸的地方，能增強體力，很快的使精力充沛。鼠谿穴能刺激性荷爾蒙的供給，使衰弱的精力恢復往日的雄風。

前列腺肥大症——使排尿順暢，防止前列腺肥大的遺尿穴、玉田穴

「聽說王先生患了前列腺肥大症？」

「因為他年輕時很風流，所以，最近在性行為方面當然會不如意。」

這雖是一則笑話，但我們卻經常在工作場合中聽到這種對話。這究竟有何醫學根據呢？不得而知。

前列腺是男性特有的器官，所以只有男性才會患前列腺肥大症。

一般都認為前列腺肥大症是泌尿器的疾病，其實這完全是另一回事。前列腺是附著在膀胱底邊，其形狀類似併在一起的二個栗子，具有男性副性器的作用。

前列腺肥大症，是前列腺因某種原因而肥大，以致壓迫到尿道而引起的。其症

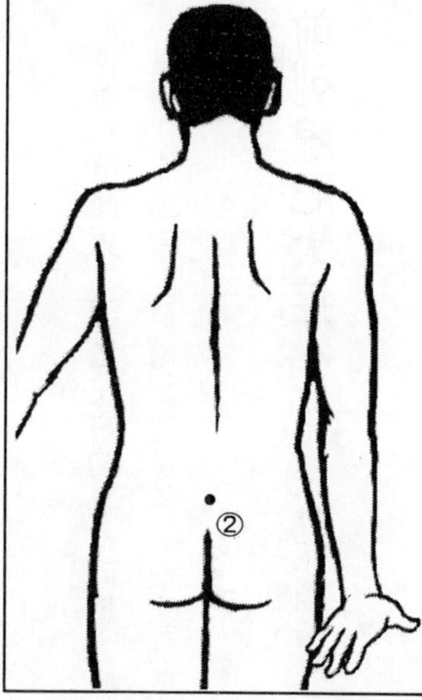

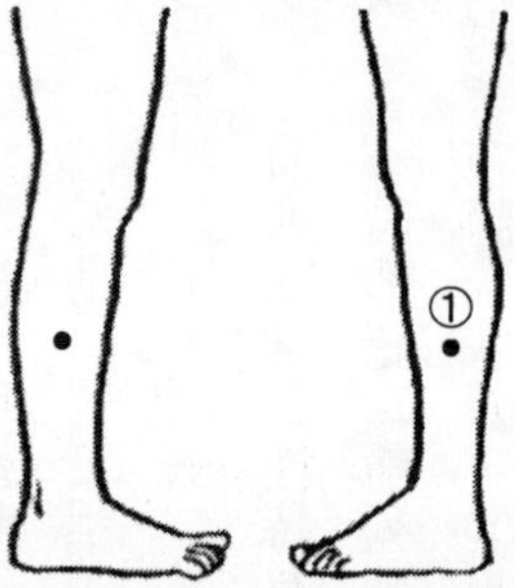

每天準備三個幹艾來施行灸，連續施行五天休息二天。然後分別在：

①遺尿——每天以指按法刺激1～2分鐘。

②玉田——以拳按法輕輕的敲擊一分鐘。

狀是，先會有排尿的困難。雖然有尿意，但卻很不容易排出，等很久還是只排出少量的尿液。致使尿液會逐漸的充滿整個膀胱，連一滴尿液也排不出。

這種疾病是典型性的老人病，四十～五十歲的發症率還不太高。但是，無論年齡的大小，發病時的痛苦實在是難以筆墨形容。當然更不談上從事性行為。

能夠消除這種苦惱的穴道是遺尿穴和玉田穴。

遺尿穴位於腳踝上面四寸的地方，能夠使停留在膀胱的尿液順利的排出。

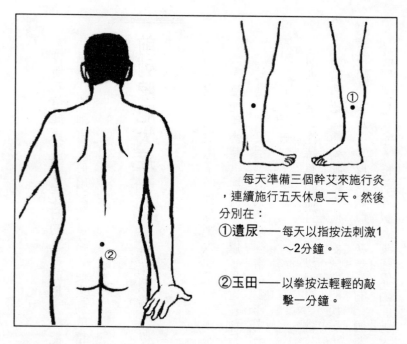

玉田穴位於尾骶骨部，有促進分泌男性荷爾蒙的力量，能防止前列腺肥大。

對這二個穴道，配合薑片來施行灸極具療效，若是要預防，則只須施行指壓即可。

冷感症——能獲得性高潮的陰邊穴、外陰廉穴

冷感症是雖然花費相當的時間作愛，卻仍然無法達到高潮的疾病。其原因相當多，尤以神經性要素為主要原因之一。此外，也有人自認是患了冷感症，但若是仔細瞭解其狀態，往往會發現實際上並不是冷感症。

性高潮是因人而異的，有的人感受力很強，有的人則很弱。所以，絕不可認為一般書上所寫的那種飄飄欲仙的快感，才是真正的性高潮。

但一般而言，冷感症的患者，其感受力確實是較為遲鈍。

此外，因環境因素而造成的性行為不完全，往往會被混同為冷感症。例如，隔壁的房間內有人，或是小孩在隔壁的房間讀書，由於這種精神性的壓抑，以致無法

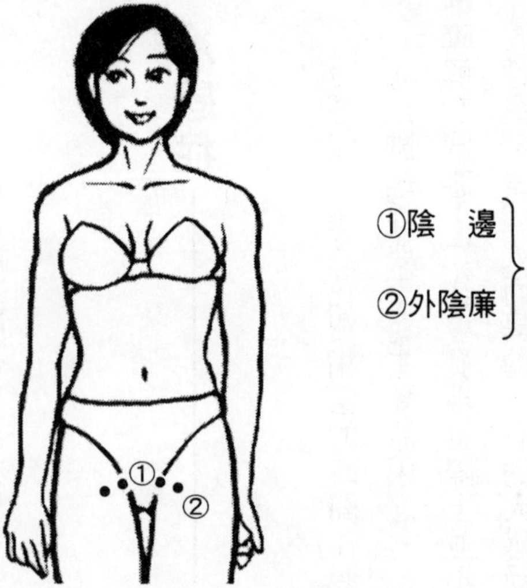
①陰　邊
②外陰廉
每天晚上用無名指的指腹，慢慢的由下而上加以刺激二分鐘。
①
②

達到絕頂的快感，像這種例子絕對不能算是冷感症。

人類是唯一想要脫離傳宗接代的原始性行為，而將性本身昇華為生活樂趣的動物。

中醫學認為，冷感症大多是因心腎不交（心腎的機能失調）造成的。因為心臟和腎臟的機能有密切的關連，所以，神經質或精神上受打擊的人，有煩惱困擾時，腎精（生命的根源——精力）就無法順利的環繞五臟，以致無法達到性高潮。

能使腎精和生命的精力復活，重享性生活樂趣的穴道，是陰邊穴和外陰廉穴。

陰邊穴位於陰部的二側，外陰廉穴則位於其旁邊的大腿的根部。

對這二個穴道施行輕柔的按摩或指壓就能發揮其效果。

不孕症——能夠喜獲麟兒的氣門穴、腸遺穴

國人除有避孕之外，大體上，在結婚以後的二年內有八十%，三年內有九十%的人會懷孕。因此，結婚經過三年以上仍未懷孕者，一般都稱為不孕症。

不孕症的原因，有的在於男性，有的在於女性，或是在於男女雙方。其中有三十～四十%的原因是在於男性。

男性的原因，是精子的數目太少，亦即精子異常。例如，因泌尿器系的疾病而引起無精子症，或是因流行性耳下腺炎而引起精子異常。

女性的原因，排卵障礙和卵管閉鎖。此外，受精的精子能否正常著床也是一個問題。有時膣內的分泌物會對精子產生不良的影響。

此外，子宮肌腫、糖尿病、荷爾蒙分泌異常、甲狀腺機能異常等，也是造成不孕症的原因。

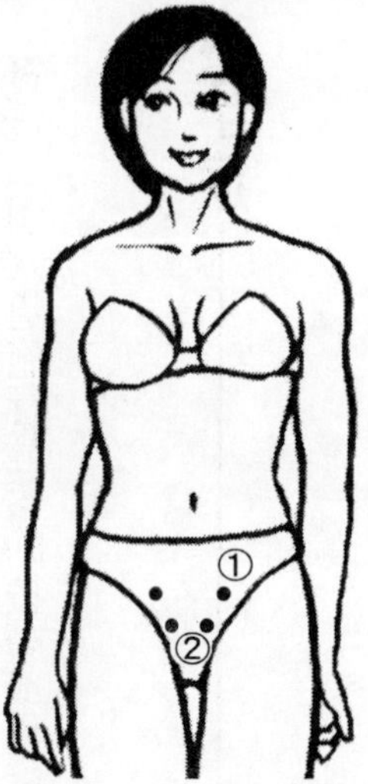

①氣門
②腸遺

每天準備三個幹艾和薑片來施行灸。連續施行五天休息二天。

然後將股關節張開，以拿法慢慢地從下腹部刺激到鼠蹊部，每天施行二次。

結婚之後，性生活很正常而且沒有特別的實行避孕，但是，經過一年以上仍未懷孕時，應懷疑是否某一方或男女雙方有毛病。

能解決不孕症煩惱的穴道，是氣門穴和腸遺穴。

氣門穴位於下腹部的二側，能夠治癒女性的排卵障礙和卵管閉鎖，解決不孕症煩惱。

腸遺穴位於大腸部下方，能提高精子的製造力，與女性內分泌的作用，形成利於懷孕的身體狀況。

更年期障礙——能消除頭部充血和焦躁不安的承命穴、大陰蹻穴

談到更年期障礙，一般人都以為這是女性特有的症狀，其實，男性也有更年期障礙。

女性在閉經期前後，會出現頭部充血、目眩、肩膀僵硬、頭痛、失眠、發汗、心悸亢進等的症狀。更年期障礙就是這些症狀的總稱。

這些症狀，會受到天候的冷暖、人際關係、身體的疲勞狀態等所影響，時而出現時而消失。其特徵是，容易受精神上或感情上的影響。

其原因包括，卵巢荷爾蒙的不均衡、甲狀腺作用的變化、自律神經的異常、感情上的障礙等。大體說來，是因卵巢的功能停止而變成全身性的不安定症狀。

男性則因荷爾蒙分泌的衰退不像女性那麼強烈，所以，內分泌失調或神經失調症，也不致於如女性那般明顯。

男性更年期障礙的一般症狀是，疲勞或疲勞感、耐力減退、性慾衰退、勃起力

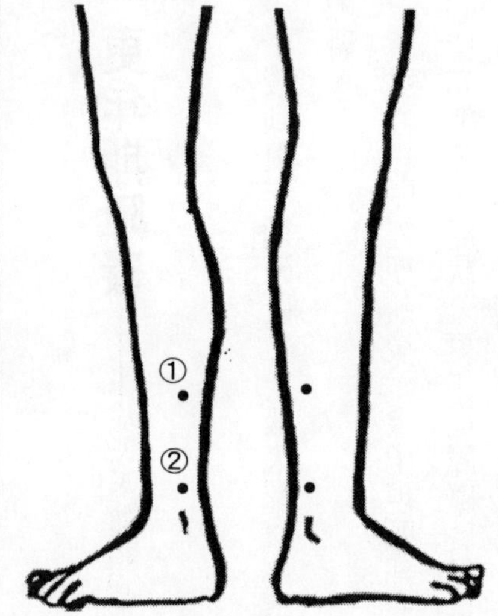
①
②
①承　命
②大陰蹻
以指甲指壓刺激七次，每天施行五次。

減退、感情不安定、神經過敏、焦躁不安、不悅、脾氣暴躁、憂鬱症狀、記憶力減退、喪失自信、缺乏集中力、頭重等的徵候變強，而且會產生恐懼心和強迫觀念，嚴重時會有自殺的念頭。

即使有個別差異。但總是會出現各種不快的症狀。

無論是男性或女性，能夠消除更年期障礙各種症狀的穴道是，承命穴和大陰蹻穴。

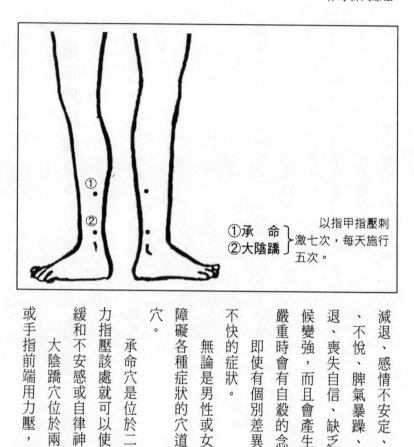

承命穴是位於二腳踝的基腱上面，用力指壓該處就可以使荷爾蒙分泌活潑化，緩和不安感或自律神經的失調。

大陰蹻穴位於兩腳踝的下面，以指甲或手指前端用力壓，能消除頭部充血的感覺，使心情輕鬆愉快。

生理痛、生理不順——能抑制每個月鬱悶心情的經中穴、子宮穴

生理痛是指月經來臨前的疼痛。疼痛的程度視個人而異，有的人感受到強烈的疼痛，有的人則只是略感輕微的疼痛而已。

生理痛使婦女非常不舒服，容易變得焦躁不安，在婦女病之中，它是屬於患者抱怨最多的一種症狀。

月經痛是開始於初潮後的一年半左右，沒有疾病性變化的，稱為原發性月經困難症。而因婦女器官的炎症、卵巢腫瘍、子宮腫瘍等原因，而發生的強烈生理痛，稱為續發性月經困難症。

前者是生理期開始時會疼痛，其情形是，恥骨的裡面到大腿部為止，會有痙攣般的疼痛感。有時候，在生理期前就開始疼痛。

一般而言，有排卵時疼痛較嚴重，無排卵性月經則不會疼痛。這是因荷爾蒙的

不均衡而引起的。

續發性月經困難症，以三十歲以上的女性居多，只要將炎症等的疾病治癒，它自然就會好轉。

至於一般所謂的生理不順，可分為月經週期異常短、月經週期異常長二種。月經週期的標準是二十二～三十四天。週期比這個標準短的稱為頻發性月經，較長的則稱為稀發性月經。

稀發性月經，如果排卵正常，而且日常生活也很正常，就不必擔心，但是，會有比正常女性不容易懷孕的遺憾。

至於頻發性月經，則必須確認出血是否為真正的月經，或是月經以外的性器出血。萬一性器有某種異狀的出血時，則應加以治療。

中醫學上認為，生理痛是由於月經時或產後缺乏適當的靜養，或是因發怒、憂鬱、受寒等，引起血液循環不良而造成的。

至於生理不順，則是因肝臟的功能異常、自律神經系或中樞神經系的興奮、過度疲勞導致脾臟衰弱、壓力等而發生的。

中國醫學古籍上所寫的「調理月經，不使各種疾病發生，就能懷孕。」充分說

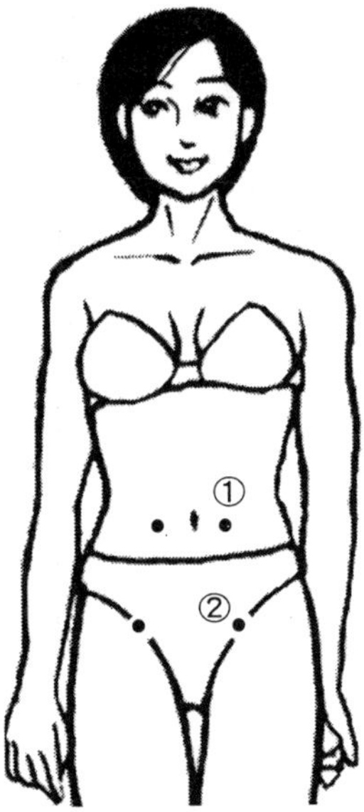

①經中
②子宮

每天準備五個幹艾，施行一次薑片灸。在生理期的一個星期前，每天要施行二次。同時，每天以拿法刺激2～3分鐘。

明生理順調的重要性。

位於肚臍斜下方的經中穴，不但對生理痛、生理不順有效，對腸炎、腹膜炎、閉尿等也有效。

子宮穴可以調節荷爾蒙分泌異常，消除不愉快的症狀，它除對生理痛、生理不順、不孕有效之外，也是醫治所有婦科疾病所不可欠缺的穴道。

皮膚粗糙——能使肌膚嬌嫩的泉生足穴、新生穴

年輕又雪白的肌膚，無論是在那一個時代，都是美女所不可或缺的魅力之一。女性肌膚最美的時期是在十八～二十歲。超過這個時期，肌膚就會隨著年齡的增長而失去光澤。其原因是，新陳代謝的力量衰微，使得能夠滋潤肌膚的皮脂肪的活動，變成時強時弱的不安定狀態。

欲使肌膚保持年輕雪白的秘訣，首先要使血液循環良好。其次，因皮膚會老化而失去彈性，所以，一定要避免身體過分肥胖，使皮下脂肪維持在一定的量。

此外，應避免攝取過多的鹽分或水分，否則皮膚組織會因水分增加，而無法保持年輕又美麗的肌膚。

另一點是大家都知道的，就是要避免太陽直接照射到肌膚，這也是保持肌膚的必要條件。因為肌膚受炎熱的太陽直接照射，也是形成全身老化的原因。

在青少年期，充分的沐浴在夏日的艷陽之下，到了冬天則儘量使用乾布摩擦身

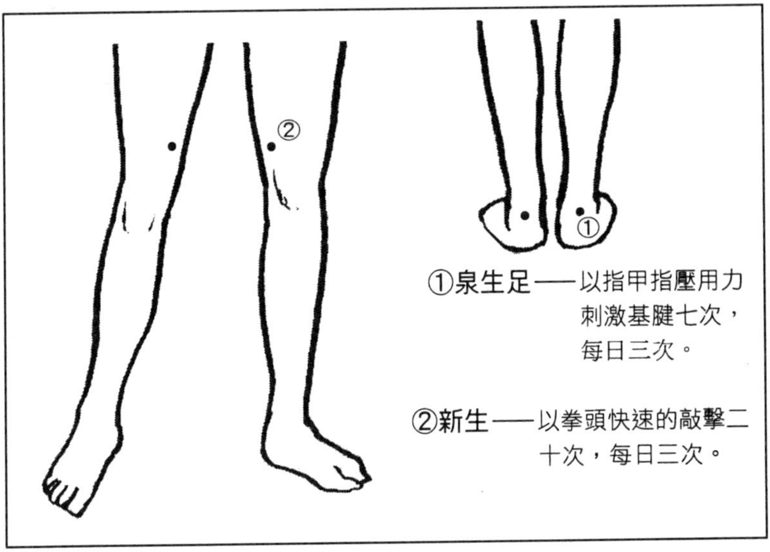
②
①
①泉生足——以指甲指壓用力刺激基腱七次，每日三次。
②新生——以拳頭快速的敲擊二十次，每日三次。

體，這雖然能鍛鍊體力，但是，對美麗的肌膚卻不太好。

另外，使用過多的化粧品或營養化粧水，也是污穢肌膚的原因之一。

綜合以上幾點得知，若想保護美麗的肌膚，基本上要依照一定的規律，使新陳代謝得以順利進行。

能使這個機能充分發揮的穴道是，泉生足穴和新生穴。

這二個穴道，都能向體內送入新的精氣，促進皮膚的新陳代謝，使荷爾蒙的分泌活潑，經常保持年輕又美麗的肌膚。

皺紋、鬆弛——能使皮膚光澤的額中穴、球後穴、魚腰穴、山根穴

隨著年齡的不斷增長，任何人都無法避免的事情之一就是「老化」。在老化現象中，最令女性感到煩惱的就是「皺紋」。

簡單的說是皺紋，但其中還包括「鬆弛」與「凹陷」。

皺紋、鬆弛、凹陷等，嚴格說，其成因和症狀各不相同。但無論是那一種都會令人產生老醜的感覺，甚至給人生活貧困、勞苦的錯覺，確實可說是女性的大敵。

人的皮膚每天會反覆的新陳代謝，使舊的組織變成新的組織。

這種新陳代謝的律動會隨著年齡的增長而衰退，不久就會產生各種皮膚問題。

除了年齡的增長外，有關皮膚老化的理論還包括，細胞的突然變異說、對組織供給營養成分的減退說、壓力說等。

即使是臉上的皺紋，但也分為許多種。下面就來說明其中幾種及各個特效穴、刺激法。

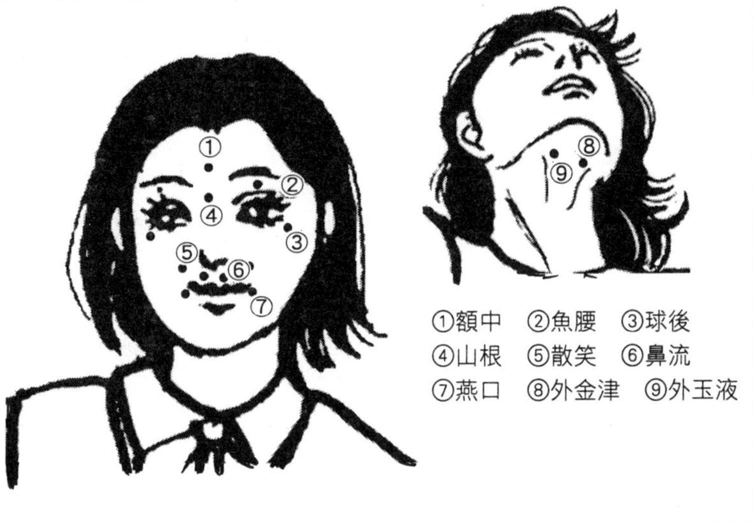
①
②
③
④
⑤
⑥
⑦
⑧
⑨
①額中　②魚腰　③球後
④山根　⑤散笑　⑥鼻流
⑦燕口　⑧外金津　⑨外玉液

•額頭的橫皺紋和直皺紋＝額中穴＝這相當於瑜伽所說的七個查克拉之一。以食指和中指一邊畫圓一邊用力壓，使壓力能夠通達頭心。每壓十秒休息五秒，反覆施行五次。

•眼瞼的鬆弛和橫皺紋＝魚腰穴＝以食指像要將眉毛往上吊一般的撥彈。每天至少施行三十次。

•眼睛下面的遲緩＝球後穴＝以食指向眼尾撥彈。每天施行二十次。

•鼻根部的橫皺紋＝山根穴＝以拇指向額頭稍微用力的按摩。每天施行十次。

•臉頰的鬆弛＝散笑穴＝以食指一邊畫圓一邊輕輕的按摩。每天施行一～二分鐘。

•鼻子下面的橫皺紋‖鼻流穴‖以食指和中指的指甲，稍微用力的壓五秒休息五秒。反覆施行五次。

•嘴巴上下和嘴角的皺紋‖燕口穴‖以食指向顴骨畫圓。每天施行二十次。

•雙下巴‖外金津穴、外玉液穴‖抬起下顎，以四指壓著向前端按摩。每天施行二十次。

以上的穴道都能促使臉部的血液循環良好，阻止老化所引起的皮膚鬆弛。洗臉時和就寢前，耐心的加以按摩會使效果提高。

皺紋是表面的、皮膚性的，鬆弛是深層的、肌肉性的。

這些特效穴，能使效果及於臉的深層部，同時解決皺紋和鬆弛的煩惱。

魚尾紋——能使眼尾緊張的魚尾穴、瞳明穴

「咦！我的眼尾怎麼有這麼多的皺紋……唉呀！我已經老了！」

對女性而言，這瞬間實在太殘酷了。千萬不要輕易地承認自己已經老醜了。

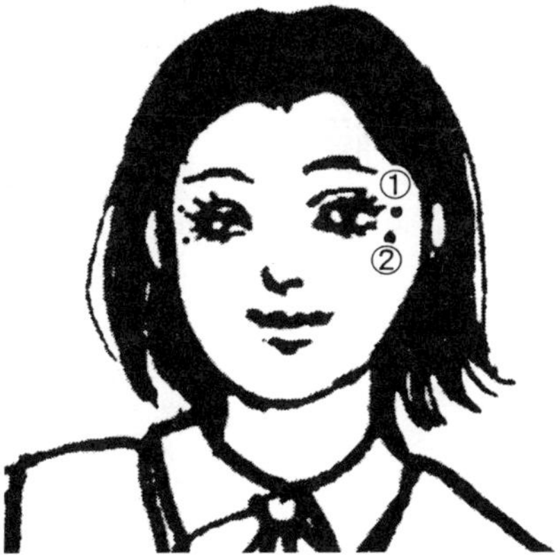
①
②
①魚尾
②瞳明
以食指和中指，像要朝耳朵方向撥彈一般的加以按摩，每天早晚施行三十次。

皺紋大部分都是醜陋的，但是，魚尾紋一般都出現在眼睛大且皮膚美麗的美女臉上。所以，被認為是溫柔可愛的皺紋。

但魚尾紋若是出現在老化現象明顯的人臉上，則顯得不太美觀，更令人有「老太婆的皺紋」的感覺。

尤其是顴骨突出、太陽穴凹陷、眼尾有皺紋的人，更容易給人一種歷盡滄桑的印象，甚至連笑也變成像在假笑一般，會顯出卑屈的感覺。

能夠預防這種魚尾紋的特效穴是魚尾穴和瞳明穴。

魚尾穴是位於眼尾的地方，瞳明穴則是位於前者的下方。

慢慢的用力按摩這二個穴道，就會產

生效果。

如果眼尾已經出現皺紋，則可以在早上洗臉和就寢時塗抹一些良質的營養霜，再加以按摩就會產生效果。營養霜最好是採用含有維他命E的。

眼皮紅腫——能創造大又明亮眼睛的瞳明穴

能夠強調女性美的魅力重點有很多，但其中最引人注目的，或許就是眼睛吧！例如，「雙瞳翦水」、「眼如秋水」、「明眸善睞」、「眉清目秀」等，都是對眼睛的讚美詞。

古埃及艷后克麗佩脫拉，就是因為鼻梁挺直，眼如秋水，所以，不知讓多少英雄為她神魂顛倒。

反之，上眼皮紅腫又下垂的眼睛，即使女性自己看了也會覺得厭惡。

眼睛紅腫的情形，以中年以後的女性居多。其原因是上眼皮的脂肪太多，致使眼瞼浮腫或下垂。

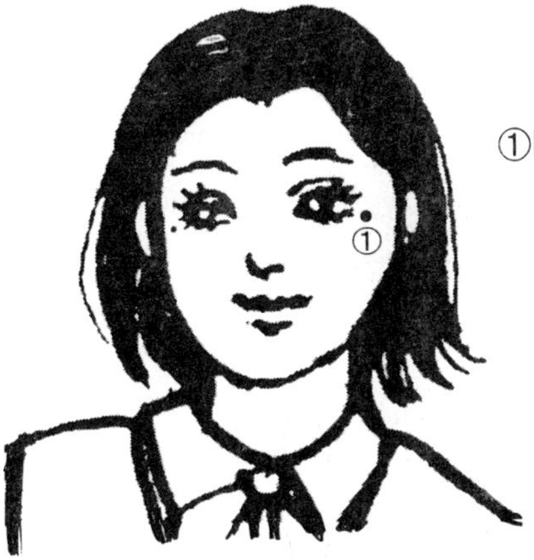
①
①瞳明——以食指，像要朝耳朵方向撥彈一般的加以按摩，每天施行三十次。

在美容整形外科手術上，是利用切除上眼皮的厚脂肪來造成明顯的雙眼皮。

至於年輕人的眼皮紅腫，大多是由於眼瞼肌太發達所造成的，或是因飲食生活的影響，以致於累積太多的脂肪。

美麗的眼睛是女性魅力的重點之一，但是，光煩惱於事無補。能夠很快地解決這個煩惱的穴道是瞳明穴。

瞳明穴位於眼尾的稍下方，加以按摩或指壓就會產生驚人的效果。

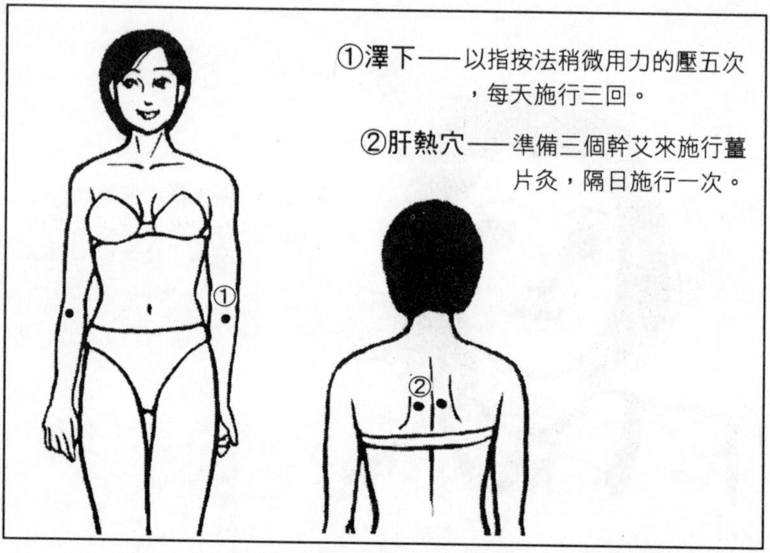
①澤下——以指按法稍微用力的壓五次，每天施行三回。
②肝熱穴——準備三個幹艾來施行薑片灸，隔日施行一次。
①
②

雀斑——能提高肝機能使雀斑消失的澤下穴、肝熱穴

雀斑也是女性的大敵之一，無論怎樣化粧也無法順利的遮掩，反而更強調醜陋之處。

長雀斑之處大多是固定的。以雙頰、左右的眉毛上面、鼻下到嘴唇之間等三個部位最容易長雀斑。而長在雙頰的雀斑，更是以蝴蝶展翅般的形態出現。

雀斑的專門術語為「肝斑」，是屬於臉部的色素沈澱症之一。

在特別容易受到陽光照射的部分，亦即臉部較突出的部分，雀斑會呈淡褐色，

嚴重時會形成赤褐色的色素斑。

內臟，尤其是肝臟和胃的狀況不佳時，就很容易長雀斑。

此外，接受過子宮肌腫、子宮摘除手術的女性，也很容易長雀斑。

更年期容易長雀斑，是眾所皆知的事。這表示雀斑和荷爾蒙有極密切的關係。

換言之，荷爾蒙的分泌不均衡時，青春期是會長青春痘，更年期則是長雀斑。

懷孕時也會長雀斑，但是生產後，雀斑應會自然的消失。

能夠消除美容和健康上的敵人——雀斑的特效穴是，澤下穴和肝熱穴。

澤下穴能使全身的荷爾蒙分泌保持均衡，消除長雀斑的原因。

肝熱穴能提高肝機能，斷絕雀斑生長的根源，恢復原有美麗的肌膚。

青春痘、濕疹——能夠抑制癢，恢復光滑肌膚的夾承漿穴、止癢穴

青春痘雖然是青春的象徵，但對於因青春痘而苦惱的人而言，青春痘卻是令他們失去青春歡笑的原因。

這是思春期的性荷爾蒙功能過盛，導致皮脂的分泌過多所引起的症狀。其實阻塞住皮脂腺的，稱為面疱，呈皮膚色，為粟粒一般大的塊狀，擠壓時會跑出脂肪。若擠壓的部分受到細菌感染或附著污垢而引起炎症，則稱為青春痘。

青春痘的發症程度因人而異。只要每天經常洗臉，保持臉部清潔，就具有某種程度的預防效果，由於它與荷爾蒙有關，所以，很少有人會在成年以前不長青春痘的。有些人甚至在成年以後，還為青春痘無法治癒而感到困惱。

濕疹是一種原因不明的疾病。到目前為止，以過敏性的說法比較有說服力，但因過敏性本身尚未被人完全了解，所以，預防和治療的方法還是很困難。

濕疹可分為急性濕疹和慢性濕疹，其症狀各不相同。

一般的急性濕疹是，身體的某一部分會發癢，經過搔癢後會發紅而產生粟粒一般大的紅腫物，症狀發生時會產生水分而化膿，然後變成瘡痂。

從急性濕疹轉變為慢性濕疹時，炎症會深入皮膚的深部，使皮膚變成褐色、硬腫、有皺紋，並且有皮膚屑脫落，身體較溫暖時，會發癢十分難過。

濕疹佔皮膚病約三成的病例，慢性化之後，有時也會誘發其它的皮膚病。

中國醫學把濕疹分為表面濕性（浸出液較多的）、表面乾性（浸出液較少的）

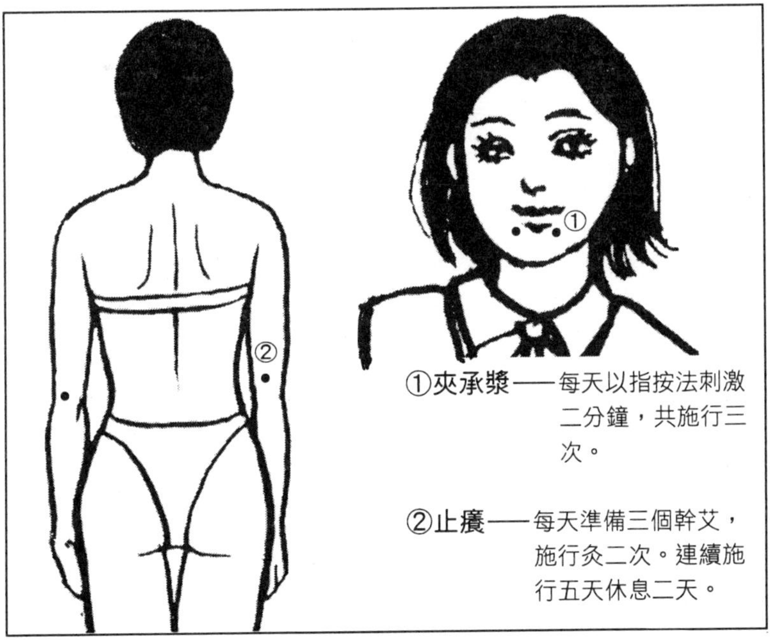
②
①
①夾承漿——每天以指按法刺激二分鐘，共施行三次。
②止癢——每天準備三個幹艾，施行灸二次。連續施行五天休息二天。

二種，並且又分成陰證和陽證來治療。

中國醫學認為濕疹的發症原因是，風濕熱邪侵入皮膚，使血變虛（血液的營養不足），導致出熱而造成的。

青春痘大多是因血毒形成的，治療的重點是將瘀血消除。至於會癢的症狀，則是因風邪而產生的。

能夠消除青春痘和濕疹的各種症狀，而恢復美麗肌膚的特效穴是夾承漿穴和止癢穴。

夾承漿穴，能夠根本的斷絕青春痘、面皰等，在臉部出現分泌物的原因。

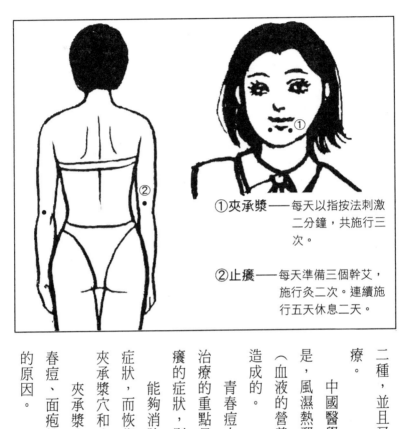

止癢穴，能夠消除全身性的濕疹或尋麻疹等引起的癢，使過敏性的體質，根本的改善為正常體質。

位於下顎的夾承漿穴，以指壓或牙籤加以刺激就能充分的發揮效果。

止癢穴則施行薑片灸的效果較佳。

肥胖症——能消除贅肉的通便穴、提托穴

對女性而言，肥胖也是煩惱之一。有不少女性為防止肥胖而實行減食、節食，甚至於絕食。

渴望身材苗條的少女心，是可以理解的，但勉強的限制飲食，不但會使體力衰弱，甚至會因此而引起厭食症而導致死亡，所以千萬要注意。

當然，肥胖不僅是美容上的問題，同時也會引起心臟病、高血壓、其它循環器官的各種疾病、膽囊炎、呼吸障礙等，從健康上而言，還是儘量避免肥胖為妙。

但是，從最近的風氣來看，有不少年輕的女性，竟輕率地自認為過分肥胖而實

行減肥，這實在是很危險的。請務必先確定是真正的肥胖後，再來尋求解決之道。

一般而言，肥胖是指體內的脂肪積存過多的一種狀態。如果飲食所攝取的卡路里超出運動所需的量，超出的部分就會變成脂肪的形態而積存在體內。

肥胖的程度，要經過嚴密測量體內的脂肪量後才能確定。這在技術上是很困難的。因此，一般均以測量體重來決定肥胖的程度。

肥胖的程度，是以自己的體重減去標準體重後再除以標準體重，而以百分比表示出來。

舉例來說，身高一五八公分，體重六十公斤的人，其標準體重和肥胖的程度是依下列的公式計算。

（158－100）×0.9＝52kg＝標準體重

（60－52）÷52×100＝15＝肥胖的程度

換言之，這個人的肥胖程度為一五％。如果肥胖的程度在十％以下則屬正常，超過二十％以上則是過分肥胖，從美容或健康上來看，這是一種危險的信號。

反之，肥胖程度在二十％以下的人，則只要過著正常的生活即可。

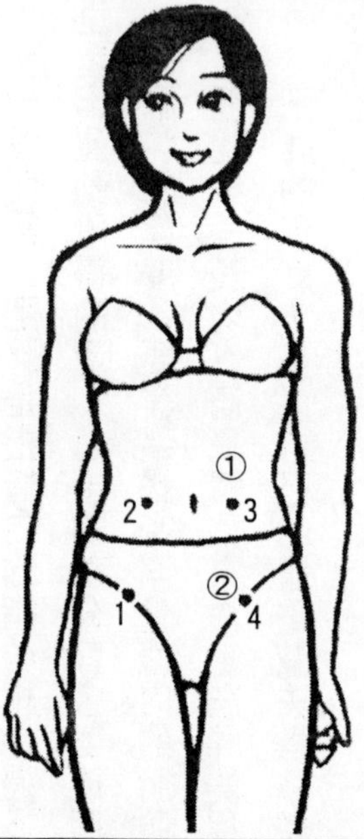

①通便
②提托

在上廁所之前，一邊作腹式呼吸，一邊按照1→2→3→4的順序，以拿法加以刺激，反覆施行五次。

肥胖程度超過二十%的人，可以指壓位於肚臍二側三寸處的通便穴和下腹部的提托穴。

通便穴能使排便順暢，使身體變得苗條。

提托穴能夠消除體內多餘的脂肪。

除了對這二個穴道施行指壓之外，同時也要作適度的運動。所謂適度的運動，是指輕鬆的跳繩、彎曲上半身的前後運動、身體的前屈運動等。只要持之以恒，很快就會產生效果而解決肥胖的煩惱。

下半身肥胖——能使腹部平坦，大腿變細的外四滿穴、矯靈穴、承間穴

有很多女性，整體的印象並不會太胖，但仔細觀察時，發現其下腹部的脂肪稍微多了一點，或是大腿稍微粗了些。

女性們常擔心下身肥胖會造成不良的姿態，而影響儀容的美觀。

懷孕數次後，下腹部的脂肪自然會增加，但運動不足也是原因之一。總之，這可以認為是中年以後的老化現象之一，但是只有下腹部突出，這種姿勢無論從那一個角度來看總是不太優雅。

另外，腿太粗也是女性的煩惱之一。即使容貌再漂亮，但若腿太粗，總會予人美中不足的遺憾。

從某種意義來看，腿太粗是屬於先天性的，但在飲食上攝取過量的動物性脂肪也是原因之一。此外，整天坐著工作的人，也會出現腿部浮腫的症狀。

能夠消除有礙美麗的下腹部肥胖之特效穴，是位於下腹部二側的外四滿穴。

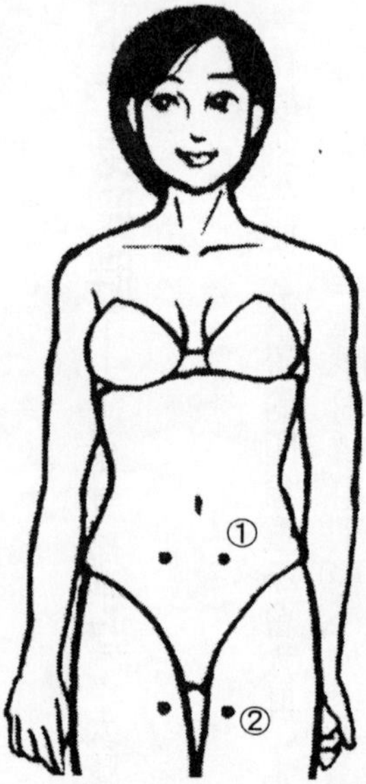

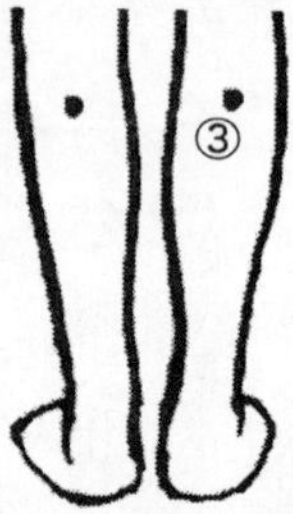

①外四滿——每天早晚仰臥著抬起雙腿，以拿法用力按摩二十次。

②矯靈——每天以拳按法用力敲打二十次。

③承間——每天一回，以拳按法敲打二十次。

每天指壓外四滿穴道數次，則積存在下腹部的脂肪就會慢慢的減少，通便也會順暢，在舒適的氣氛中，身材會不知不覺地變苗條。

能使腿變細的穴道，是位於大腿根部的矯靈穴和小腿後面中央部的承間穴。

矯靈穴能消除大腿的脂肪，及令人不快的腳部浮腫。

承間穴能夠消除小腿的脂肪，使小腿變得修長。

這二個穴道，只要交互施行按摩和握拳敲打，就會發揮效果。

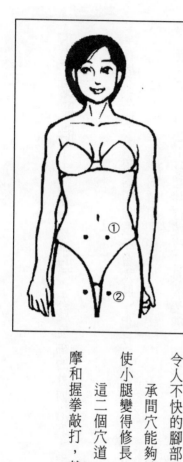

狐臭、足臭——能消滅頑固臭味的腋靈穴、止濕穴

人類和其他動物不同，只有身體的某些部位會發出體臭味，而非全部。一般所謂的體臭，以狐臭為代表。簡單地說，狐臭只不過是腋下所流出的汗而已，但因為這個部分的汗具有黏性，尤其是有強烈的臭味，所以令人非常厭惡。人比任何動物都會流汗，因此，也一定會有某種程度的體臭。而問題就是在於臭味的強弱。

身體中容易出汗的部位，是額頭、脖子、胸部、背部、手臂等，但是，這些部位都暴露在外，所以，汗的蒸發速度較快。

至於腋下或股間，即使多汗的人也不會流太多量，但是，為什麼會有異味飄出來呢？

其原因是，這個部位的汗量雖然不多，但卻不容易蒸發。同時，腋下除分泌普通汗水的約克林腺外，也分布著許多散發出異味的阿波克林腺。

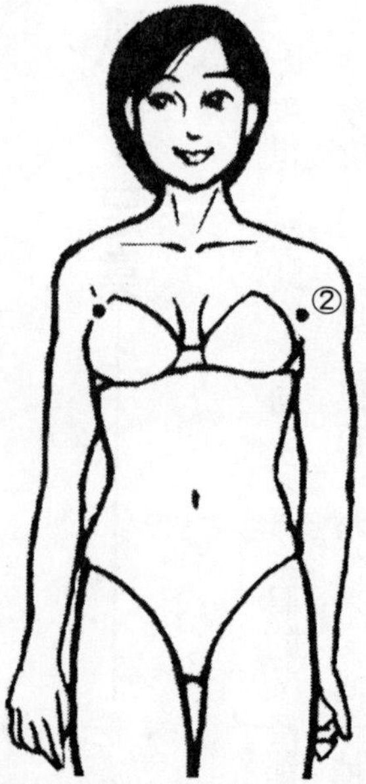

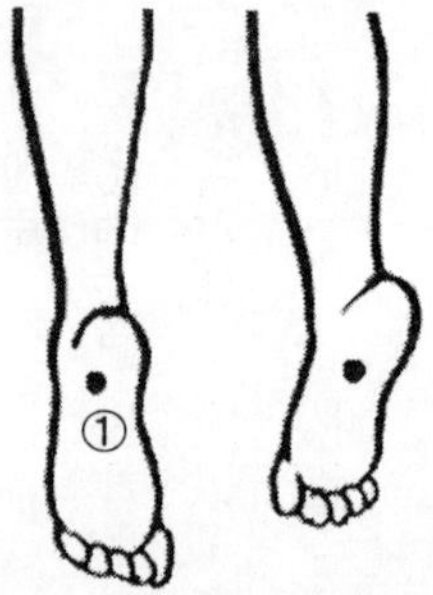

①止濕——每天早晚用可樂的空瓶輾壓腳底。

②腋靈——每天早上、中午、晚上，分別以指按法慢慢的刺激二分鐘。

人體除了因氣溫、體溫的上升會流汗外，精神緊張時也會出汗。例如，我們常聽到的「冒冷汗」，就是精神緊張所產生的。

腋下若不保持清潔乾淨，阿波克林腺的味道和約克林腺的汗水會混合著皮脂腺的分泌物或細菌，而發出特別的臭味。

阿波克林腺除了分布在腋下之外，外耳道與外陰部等處也有，所以這些部位也會散發出和狐臭一樣的臭味。換言之，體臭的主要原因是阿波克林腺的分泌過盛。

另外，狐臭和性荷爾蒙也有很密切的關係。一般而言，思春期的味道最強烈，但隨著成長會逐漸的減退。

狐臭的特效穴是位於腋下的腋靈穴。

指壓腋靈穴能夠抑制阿波克林腺的分泌，斷絕臭味的根源。在指壓腋靈穴的同時，經常保持腋下的清潔也是很重要的。

另外，雖不能稱是體臭，但仍會發出臭味的就是足臭。

這是附著在腳部的細菌，使皮膚的蛋白質產生變化而發臭的一種症狀。大部分是有腳氣的人，才會透過襪子發出強烈的臭味。這種現象以男性居多。

能夠抑制足臭的特效穴，是位於腳底中心的止濕穴。除了附圖的刺激法之外，亦可施行薑片灸來消滅討厭的足臭。

和狐臭一樣，腳部均應經常保持清潔，出外時最好能攜帶備用的襪子。

大展出版社有限公司
品冠文化出版社

圖書目錄

地址：台北市北投區(石牌)
致遠一路二段 12 巷 1 號
郵撥：01669551<大展>
19346241<品冠>

電話：(02) 28236031
28236033
28233123
傳真：(02) 28272069

・熱門新知・品冠編號 67

1.	圖解基因與 DNA	(精)	中原英臣主編	230 元
2.	圖解人體的神奇	(精)	米山公啟主編	230 元
3.	圖解腦與心的構造	(精)	永田和哉主編	230 元
4.	圖解科學的神奇	(精)	鳥海光弘主編	230 元
5.	圖解數學的神奇	(精)	柳 谷 晃著	250 元
6.	圖解基因操作	(精)	海老原充主編	230 元
7.	圖解後基因組	(精)	才園哲人著	230 元
8.	圖解再生醫療的構造與未來		才園哲人著	230 元
9.	保護身體的免疫構造		才園哲人著	230 元

・生活廣場・品冠編號 61

1.	366 天誕生星	李芳黛譯	280 元
2.	366 天誕生花與誕生石	李芳黛譯	280 元
3.	科學命相	淺野八郎著	220 元
4.	已知的他界科學	陳蒼杰譯	220 元
5.	開拓未來的他界科學	陳蒼杰譯	220 元
6.	世紀末變態心理犯罪檔案	沈永嘉譯	240 元
7.	366 天開運年鑑	林廷宇編著	230 元
8.	色彩學與你	野村順一著	230 元
9.	科學手相	淺野八郎著	230 元
10.	你也能成為戀愛高手	柯富陽編著	220 元
11.	血型與十二星座	許淑瑛編著	230 元
12.	動物測驗—人性現形	淺野八郎著	200 元
13.	愛情、幸福完全自測	淺野八郎著	200 元
14.	輕鬆攻佔女性	趙奕世編著	230 元
15.	解讀命運密碼	郭宗德著	200 元
16.	由客家了解亞洲	高木桂藏著	220 元

・女醫師系列・品冠編號 62

1.	子宮內膜症	國府田清子著	200 元
2.	子宮肌瘤	黑島淳子著	200 元

3.	上班女性的壓力症候群	池下育子著	200 元
4.	漏尿、尿失禁	中田真木著	200 元
5.	高齡生產	大鷹美子著	200 元
6.	子宮癌	上坊敏子著	200 元
7.	避孕	早乙女智子著	200 元
8.	不孕症	中村春根著	200 元
9.	生理痛與生理不順	堀口雅子著	200 元
10.	更年期	野末悅子著	200 元

・傳統民俗療法・品冠編號 63

1.	神奇刀療法	潘文雄著	200 元
2.	神奇拍打療法	安在峰著	200 元
3.	神奇拔罐療法	安在峰著	200 元
4.	神奇艾灸療法	安在峰著	200 元
5.	神奇貼敷療法	安在峰著	200 元
6.	神奇薰洗療法	安在峰著	200 元
7.	神奇耳穴療法	安在峰著	200 元
8.	神奇指針療法	安在峰著	200 元
9.	神奇藥酒療法	安在峰著	200 元
10.	神奇藥茶療法	安在峰著	200 元
11.	神奇推拿療法	張貴荷著	200 元
12.	神奇止痛療法	漆 浩 著	200 元
13.	神奇天然藥食物療法	李琳編著	200 元

・常見病藥膳調養叢書・品冠編號 631

1.	脂肪肝四季飲食	蕭守貴著	200 元
2.	高血壓四季飲食	秦玖剛著	200 元
3.	慢性腎炎四季飲食	魏從強著	200 元
4.	高脂血症四季飲食	薛輝著	200 元
5.	慢性胃炎四季飲食	馬秉祥著	200 元
6.	糖尿病四季飲食	王耀獻著	200 元
7.	癌症四季飲食	李忠著	200 元
8.	痛風四季飲食	魯焰主編	200 元
9.	肝炎四季飲食	王虹等著	200 元
10.	肥胖症四季飲食	李偉等著	200 元
11.	膽囊炎、膽石症四季飲食	謝春娥著	200 元

・彩色圖解保健・品冠編號 64

1.	瘦身	主婦之友社	300 元
2.	腰痛	主婦之友社	300 元
3.	肩膀痠痛	主婦之友社	300 元

4. 腰、膝、腳的疼痛	主婦之友社	300 元
5. 壓力、精神疲勞	主婦之友社	300 元
6. 眼睛疲勞、視力減退	主婦之友社	300 元

・心想事成・品冠編號 65

1. 魔法愛情點心	結城莫拉著	120 元
2. 可愛手工飾品	結城莫拉著	120 元
3. 可愛打扮 & 髮型	結城莫拉著	120 元
4. 撲克牌算命	結城莫拉著	120 元

・少年偵探・品冠編號 66

1. 怪盜二十面相	（精）	江戶川亂步著	特價 189 元
2. 少年偵探團	（精）	江戶川亂步著	特價 189 元
3. 妖怪博士	（精）	江戶川亂步著	特價 189 元
4. 大金塊	（精）	江戶川亂步著	特價 230 元
5. 青銅魔人	（精）	江戶川亂步著	特價 230 元
6. 地底魔術王	（精）	江戶川亂步著	特價 230 元
7. 透明怪人	（精）	江戶川亂步著	特價 230 元
8. 怪人四十面相	（精）	江戶川亂步著	特價 230 元
9. 宇宙怪人	（精）	江戶川亂步著	特價 230 元
10. 恐怖的鐵塔王國	（精）	江戶川亂步著	特價 230 元
11. 灰色巨人	（精）	江戶川亂步著	特價 230 元
12. 海底魔術師	（精）	江戶川亂步著	特價 230 元
13. 黃金豹	（精）	江戶川亂步著	特價 230 元
14. 魔法博士	（精）	江戶川亂步著	特價 230 元
15. 馬戲怪人	（精）	江戶川亂步著	特價 230 元
16. 魔人銅鑼	（精）	江戶川亂步著	特價 230 元
17. 魔法人偶	（精）	江戶川亂步著	特價 230 元
18. 奇面城的秘密	（精）	江戶川亂步著	特價 230 元
19. 夜光人	（精）	江戶川亂步著	特價 230 元
20. 塔上的魔術師	（精）	江戶川亂步著	特價 230 元
21. 鐵人Ｑ	（精）	江戶川亂步著	特價 230 元
22. 假面恐怖王	（精）	江戶川亂步著	特價 230 元
23. 電人Ｍ	（精）	江戶川亂步著	特價 230 元
24. 二十面相的詛咒	（精）	江戶川亂步著	特價 230 元
25. 飛天二十面相	（精）	江戶川亂步著	特價 230 元
26. 黃金怪獸	（精）	江戶川亂步著	特價 230 元

・武術特輯・大展編號 10

1. 陳式太極拳入門	馮志強編著	180 元
2. 武式太極拳	郝少如編著	200 元

48. 太極拳習練知識問答 邱丕相主編 220 元
49. 八法拳 八法槍 武世俊著 220 元
50. 地趟拳＋VCD 張憲政著 350 元
51. 四十八式太極拳＋VCD 楊 靜演示 400 元
52. 三十二式太極劍＋VCD 楊 靜演示 300 元
53. 隨曲就伸 中國太極拳名家對話錄 余功保著 300 元
54. 陳式太極拳五功八法十三勢 闞桂香著 200 元
55. 六合螳螂拳 劉敬儒等著 280 元
56. 古本新探華佗五禽戲 劉時榮編著 180 元
57. 陳式太極拳養生功＋VCD 陳正雷著 350 元
58. 中國循經太極拳二十四式教程 李兆生著 300 元
59. ＜珍貴本＞太極拳研究 唐豪・顧留馨著 250 元
60. 武當三豐太極拳 劉嗣傳著 300 元
61. 楊式太極拳體用圖解 崔仲三編著 400 元
62. 太極十三刀 張耀忠編著 230 元
63. 和式太極拳譜＋VCD 和有祿編著 450 元
64. 太極內功養生術 關永年著 300 元
65. 養生太極推手 黃康輝編著 280 元
66. 太極推手祕傳 安在峰編著 300 元
67. 楊少侯太極拳用架真詮 李璉編著 280 元
68. 細說陰陽相濟的太極拳 林冠澄著 350 元
69. 太極內功解祕 祝大彤編著 280 元

・彩色圖解太極武術・大展編號 102

1. 太極功夫扇 李德印編著 220 元
2. 武當太極劍 李德印編著 220 元
3. 楊式太極劍 李德印編著 220 元
4. 楊式太極刀 王志遠著 220 元
5. 二十四式太極拳(楊式)＋VCD 李德印編著 350 元
6. 三十二式太極劍(楊式)＋VCD 李德印編著 350 元
7. 四十二式太極劍＋VCD 李德印編著 350 元
8. 四十二式太極拳＋VCD 李德印編著 350 元
9. 16 式太極拳 18 式太極劍＋VCD 崔仲三著 350 元
10. 楊氏 28 式太極拳＋VCD 趙幼斌著 350 元
11. 楊式太極拳 40 式＋VCD 宗維潔編著 350 元
12. 陳式太極拳 56 式＋VCD 黃康輝等著 350 元
13. 吳式太極拳 45 式＋VCD 宗維潔編著 350 元
14. 精簡陳式太極拳 8 式、16 式 黃康輝編著 220 元
15. 精簡吳式太極拳＜36 式拳架・推手＞ 柳恩久主編 220 元
16. 夕陽美功夫扇 李德印著 220 元
17. 綜合 48 式太極拳＋VCD 竺玉明編著 350 元
18. 32 式太極拳（四段） 宗維潔演示 220 元

・國際武術競賽套路・大展編號 103

1.	長拳	李巧玲執筆	220 元
2.	劍術	程慧琨執筆	220 元
3.	刀術	劉同為執筆	220 元
4.	槍術	張躍寧執筆	220 元
5.	棍術	殷玉柱執筆	220 元

・簡化太極拳・大展編號 104

1.	陳式太極拳十三式	陳正雷編著	200 元
2.	楊式太極拳十三式	楊振鐸編著	200 元
3.	吳式太極拳十三式	李秉慈編著	200 元
4.	武式太極拳十三式	喬松茂編著	200 元
5.	孫式太極拳十三式	孫劍雲編著	200 元
6.	趙堡太極拳十三式	王海洲編著	200 元

・導引養生功・大展編號 105

1.	疏筋壯骨功＋VCD	張廣德著	350 元
2.	導引保建功＋VCD	張廣德著	350 元
3.	頤身九段錦＋VCD	張廣德著	350 元
4.	九九還童功＋VCD	張廣德著	350 元
5.	舒心平血功＋VCD	張廣德著	350 元
6.	益氣養肺功＋VCD	張廣德著	350 元
7.	養生太極扇＋VCD	張廣德著	350 元
8.	養生太極棒＋VCD	張廣德著	350 元
9.	導引養生形體詩韻＋VCD	張廣德著	350 元
10.	四十九式經絡動功＋VCD	張廣德著	350 元

・中國當代太極拳名家名著・大展編號 106

1.	李德印太極拳規範教程	李德印著	550 元
2.	王培生吳式太極拳詮真	王培生著	500 元
3.	喬松茂武式太極拳詮真	喬松茂著	450 元
4.	孫劍雲孫式太極拳詮真	孫劍雲著	350 元
5.	王海洲趙堡太極拳詮真	王海洲著	500 元
6.	鄭琛太極拳道詮真	鄭琛著	450 元

・古代健身功法・大展編號 107

1.	練功十八法	蕭凌編著	200 元
2.	十段錦運動	劉時榮編著	180 元

國家圖書館出版品預行編目資料

神奇新穴療法／吳德華編著
－初版－臺北市，品冠，民 94
面；21 公分－（傳統民俗療法；14）
ISBN 957-468-414-8（平裝）
1.經穴

413.912　　　　94016544

神奇新穴療法　　ISBN 957-468-414-8

編 著 者／吳　德　華
發 行 人／蔡　孟　甫
出 版 者／品冠文化出版社
社　　址／台北市北投區（石牌）致遠一路 2 段 12 巷 1 號
電　　話／(02) 28233123・28236031・28236033
傳　　真／(02) 28272069
郵政劃撥／19346241(品冠)
網　　址／www.dah-jaan.com.tw
E-mail／service@dah-jaan.com.tw
承 印 者／國順文具印刷行
裝　　訂／建鑫印刷裝訂有限公司
排 版 者／千兵企業有限公司
初版1刷／2005 年（民 94 年） 11月

定　價／200 元

一億人閱讀的暢銷書！

4 ～ 26 集　定價300元　特價230元

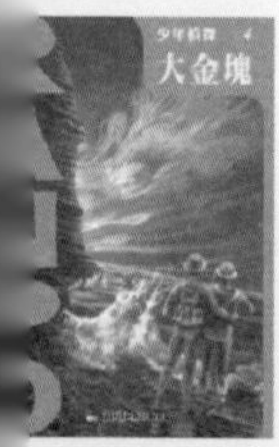

4.大金塊

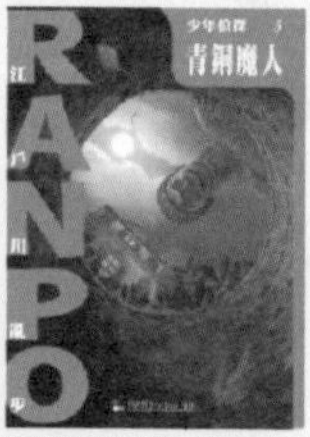

5.青銅魔人

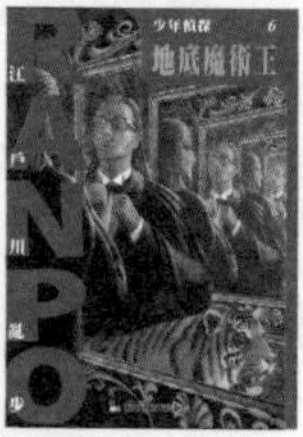

6.地底魔術王

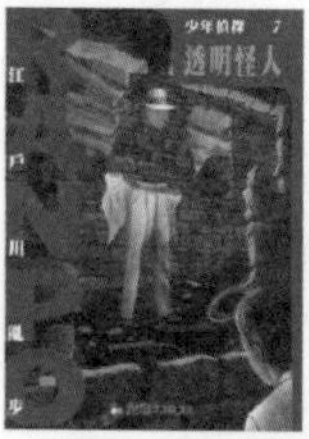

7.透明怪人

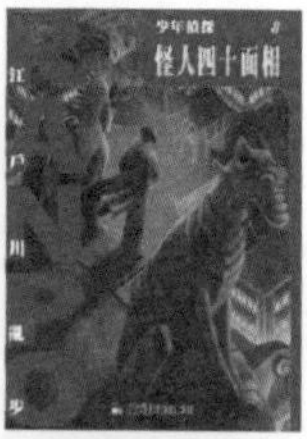

8.怪人四十面相

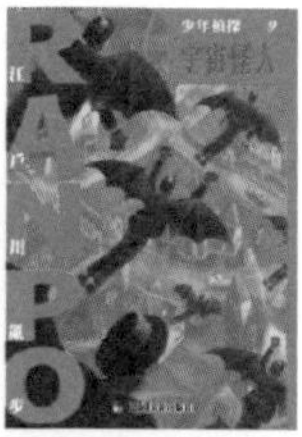

9.宇宙怪人

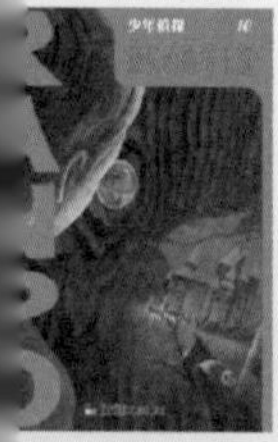

.恐怖的鐵塔王國

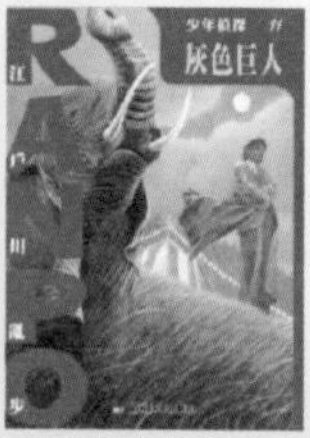

11.灰色巨人

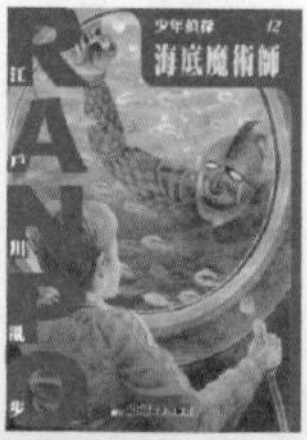

12.海底魔術師

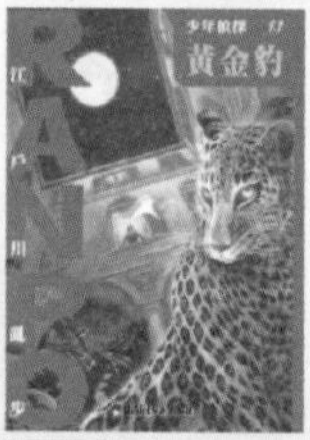

13.黃金豹

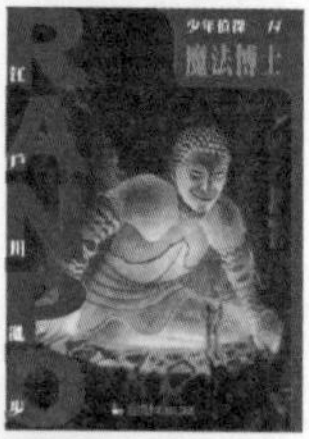

14.魔法博士

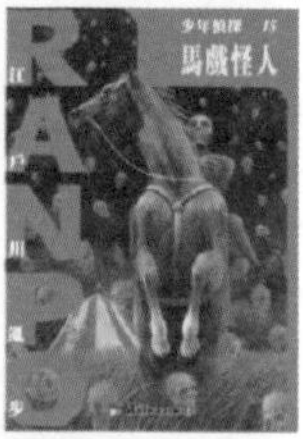

15.馬戲怪人

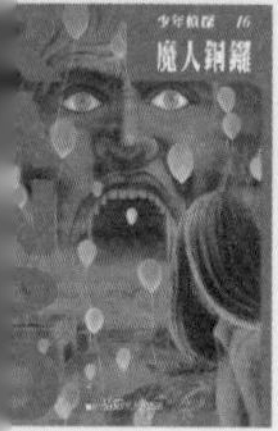

16.魔人銅鑼

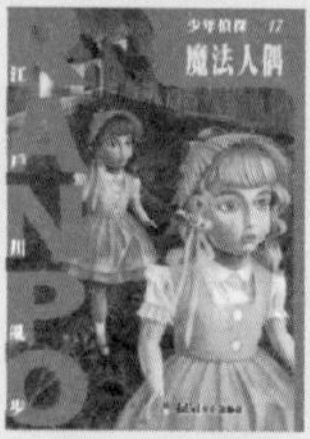

17.魔法人偶

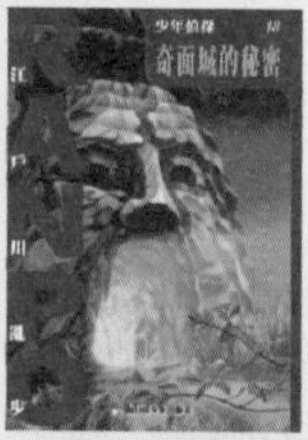

18.奇面城的秘密

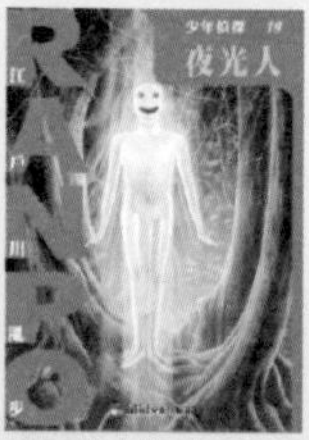

19.夜光人

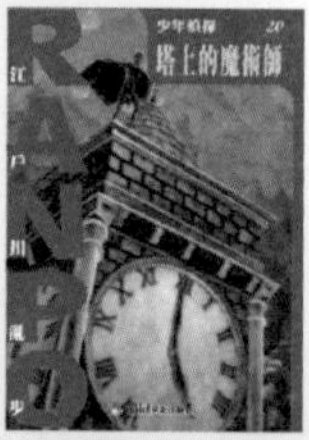

20.塔上的魔術師

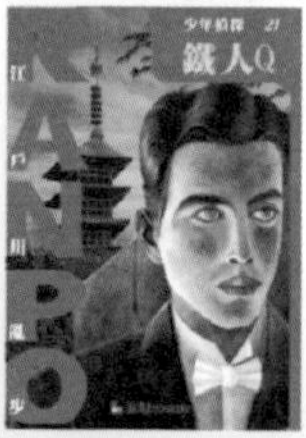

21.鐵人Q

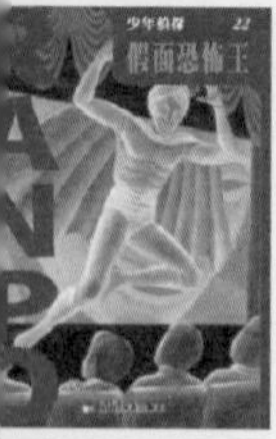

2.假面恐怖王

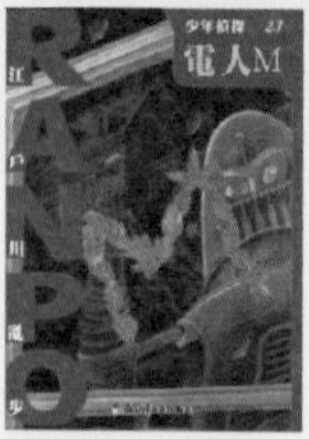

23.電人M

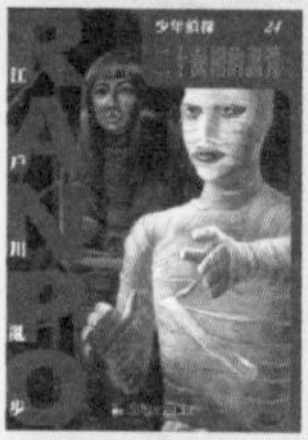

24.二十面相的詛咒

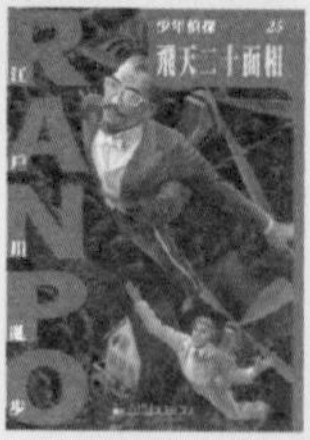

25.飛天二十面相

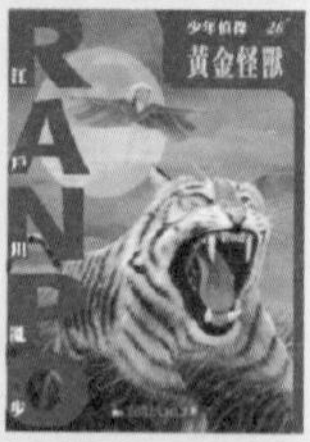

26.黃金怪獸

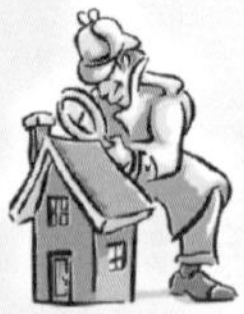

品冠文化出版社

地址：臺北市北投區
致遠一路二段十二巷一號
電話：〈02〉28233123
郵政劃撥：19346241